P. D. White

**Die Schlüssel zur Diagnose und Therapie
der Herzkrankheiten**

Die Schlüssel zur Diagnose und Therapie der Herzkrankheiten

Von

Prof. Dr. PAUL D. WHITE

Massachusetts General Hospital und Harvard University, Boston, Mass.

Nach der 2. amerikanischen Auflage übersetzt von

Dr. B. und Dr. A. SCHÜCKING

Farchant bei Garmisch

Mit einem Geleitwort von

Prof. Dr. R. SCHOEN

Direktor der Med. Univ.-Klinik und Poliklinik Göttingen

Mit 40 Abbildungen in 67 Einzeldarstellungen

VERLAG VON DR. DIETRICH STEINKOPFF
DARMSTADT 1957

Titel der Originalausgabe

Clues in the Diagnosis and Treatment of Heart Disease

By

PAUL D. WHITE, M. D.

Consultant in Medicine Massachusetts General Hospital
Past Clinical Professor of Medicine Harvard University, Boston, Massachusetts

Second Edition

Charles C. Thomas, Publisher
Springfield, Illinois, U. S. A.

ISBN-13: 978-3-7985-0124-9   e-ISBN-13: 978-3-642-93652-4
DOI: 10.1007/978-3-642-93652-4

Alle Rechte vorbehalten

Kein Teil dieses Buches darf in irgendeiner Form (durch Photokopie, Mikrofilm oder ein anderes Verfahren) ohne schriftliche Genehmigung des Verlages reproduziert werden.

Geleitwort

Daß die praktisch-klinische Erfahrung eines hervorragenden, auf ein Leben als Kliniker zurückschauenden Arztes mehr wiegt als die besten Laboratoriumsmethoden, bedarf keiner Diskussion. PAUL D. WHITE, Professor der Kardiologie an der Harvard Universität, übergibt seinen Lesern in der vorliegenden Schrift die „Schlüssel zur Diagnose und Behandlung von Herzkrankheiten". Bei souveräner Beherrschung aller methodischen Errungenschaften beschränkt er sich – bis auf je ein kurzes, ergänzendes Kapitel mit Beispielen aus der Röntgenologie und Elektrokardiographie – auf die Diagnostik am Krankenbett, welche auf eine sorgfältige Beobachtung, auf eine sehr eingehende Anamnese und auf ärztliches Einfühlungsvermögen ebenso begründet ist, wie auf ein tiefgründiges Wissen um die Zusammenhänge, die ohne Theorien einfach und verständlich sich beinahe von selbst aus der Darstellung ergeben. So ist dieses kleine Buch ein Wegweiser für jeden Arzt, den jungen wie den erfahrenen, den Praktiker wie den Internisten, der ihm zeigt, wie man an den Herzkranken herangehen soll und wieviel der einfachen ärztlichen Untersuchung zugänglich ist. Bei der raschen Entwicklung der Medizin zur Technik hin, ist dieses auf Technik weitgehend verzichtende Buch nichts weniger als „unmodern", sondern es vertritt den zeitlosen „ärztlichen" Standpunkt und wird deshalb alle diejenigen erfreuen, die sich zum Arzt innerlich berufen fühlen.

Die Übersetzung ins Deutsche wird den Wirkungskreis dieses klassischen Buches vergrößern. Sie ist Dr. med. BEATE

Schücking und ihrem Bruder Dr. med. Adrian Schücking zu danken, welcher kurz nach Abschluß der mühevollen Arbeit seinem langjährigen Leiden in Davos erlegen ist. Das Buch steht in einer Reihe mit dem heute vergriffenen Buch von K. Wenckebach: „Herz und Kreislaufinsuffizienz. Ein kurzes System der Störungen im Kreislaufapparat" (Verlag Steinkopff 1931, letzte Auflage 1942). Wie dieses Buch in seiner schlichten Einfachheit befruchtend auf viele Ärzte gewirkt hat, so möge es auch der deutschen Ausgabe des Buches von P. White beschieden sein.

Göttingen, März 1957

R. Schoen

Vorwort zur ersten Auflage

Langjährige Erfahrung in der Ausübung des ärztlichen Berufes, wobei Herz- und Kreislaufkrankheiten mein besonderes Interesse bildeten, hat mich gelehrt, wie wichtig es ist, auf gewisse Anzeichen zu achten, die oft geradezu den Schlüssel zu irgendeinem diagnostischen oder therapeutischen Problem darstellen. Diese Bedeutung wird ihnen aber in den üblichen Lehrbüchern und einschlägigen Abhandlungen meist nicht zuerkannt. Obwohl sie in Spezialarbeiten häufig besprochen und analysiert worden sind, ist doch bisher noch keine praktisch brauchbare Zusammenstellung davon erschienen. Nun habe ich während der letzten zehn Jahre – oder noch länger – laufend Vorlesungen über Herzkrankheiten für Fortgeschrittene gehalten. Diese Art der Darstellung erwies sich als so brauchbar, daß ich dem allgemeinen Wunsch nach Veröffentlichung nachkomme und sie in einem Bändchen niederlege.

Die einzelnen Kapitel dieses Buches geben uns gewissermaßen die Schlüssel an die Hand, die sich bei der allgemeinen Beurteilung des Patienten, beim Anhören der Eigen- und der Familienanamnese sowie seiner Beschwerden geradezu anbieten. Weitere Aufschlüsse geben uns körperliche Untersuchung, Auskultation, Blutdruckmessung und Auswertung von Röntgenbildern und Elektrokardiogramm. Da dieses Buch hauptsächlich für den praktischen Arzt bestimmt ist, habe ich wenig von den Untersuchungsergebnissen darin aufgenommen, die nur mit den Mitteln der Spezialklinik, etwa durch Herzkatheterisierung, Angiokardiographie, Phonokardiographie oder mit biochemischen Methoden gewonnen werden können. Zur Information über die Ergebnisse der Forschung auf diesen Gebieten wird der Leser auf größere oder einschlägige Bücher verwiesen, die sich speziell damit befassen.

Vor der Abfassung meines Manuskripts habe ich bei verschiedenen Kollegen des In- und Auslands angefragt, ob sie bestimmte Lieblingsanzeichen, eben „Schlüssel", hätten, mit denen sie arbeiteten. Durch ihr freundliches Eingehen auf meine Anfrage konnte ich meine eigenen Erfahrungen noch durch die ihren ergänzen. Daher stehe ich in der Schuld der unten aufgeführten, aber auch noch vieler anderer Kollegen, deren Schriften ich gelesen oder deren Vorträge ich gehört habe. Ihre Namen sind zu zahlreich, um sie alle hier anzuführen:

Drs. H. ALESSANDRI (Santiago, Chile), R. AIXALA (Havana, Cuba), E. COWLES ANDRUS (Baltimore, Md.), R. ARMAS-CRUZ (Santiago, Chile), ARLIE BARNES (Rochester, Minn.), D. EVAN BEDFORD (London, England), JULIEN BENJAMIN (Cincinnati, Ohio), EDWARD F. BLAND (Boston, Mass.), GEOFFREY BOURNE (London, England), GEORGE BURCH (New Orleans, La.), C. SIDNEY BURWELL (Boston, Mass.), MAURICE CAMPBELL (London, England), J. H. CANNON (Charleston, S.C.), PEDRO CASTILLO (Havana, Cuba), FRANCIS CHAMBERLAIN (San Francisco, Calif.), IGNACIO CHAVEZ (Mexiko City), L. CONDORELLI (Rom, Italien), PEDRO COSSIO (Buenos Aires, Argentinien), CLARENCE DE LA CHAPELLE (New York, N.Y.), LEWIS DEXTER (Boston, Mass.), EUGENE DRAKE (Portland, Me.), PIERRE DUCHOSAL (Genf, Schweiz), THOMAS DURANT (Philadelphia, Pa.), LAURENCE ELLIS (Boston, Mass.), WILLIAM EVANS (London, England), HAROLD FEIL (Cleveland, Ohio), MARSHALL FULTON (Providence, R.I.), L. GALLAVÁRDIN (Lyon, Frankreich), GEORGE GRIFFITH (Pasadena, Calif.), BURTON HAMILTON (Boston, Mass.), TINSLEY HARRISON (Birmingham, Ala.), JOHN HEPBURN (Toronto, Ontario), GEORGE HERRMANN (Calveston, Texas), T. DUCKETT JONES (New York, N.Y.), WILLIAM J. KERR (San Francisco, Calif.), ROBERT KING (Seattle, Wash.), CHARLES LAUBRY (Paris, Frankreich), R. F. LEINBACH (Charlotte, N.C.), J. LENEGRE (Paris, Frankreich), SAMUEL LEVINE (Boston, Mass.), ROBERT L. LEVY (New York, N.Y.), CAMILLE LIAN (Paris, Frankreich), DAVID LITTMANN (Boston, Mass.), R. BRUCE LOGUE (Emory, Ga.), GENIVAL LONDRES (Rio de Janeiro, Brasilien), KEMPSON MADDOX (Sydney, Australien), E. MAGALHAES-GOMES (Rio de Janeiro, Brasilien), I. MAHAIM (Lausanne, Schweiz), BENDICT MASSELL (Boston, Mass.), EDWIN P. MAYNARD (Brooklyn, N.Y.), ROBERTO MENEZES DE OLIVEIRA (Rio de Janeiro, Brasilien), JOHNSON MC GUIRE (Cincinnnati, Ohio), HUGH MORGAN (Nashville, Tenn.), GUSTAV NYLIN (Stockholm, Schweden), JOHN A. OILLE (Toronto, Canada), EDWARD (Durham, N.C.), T. ORTIZ-RAMIREZ (Mexico City), IRVINE PAGE (Cleveland, Ohio), JOHN PALMER (Montreal, Canada), HAROLD E. B. PARDEE (New York, N.Y.), JOHN PARKINSON (London, England), GEORGE PICKERING (London, England), SAMUEL PROGER (Boston, Mass.), VIT-

Vorwort zur ersten Auflage

TORIO PUDDU (Rom, Italien), F. ROJAS VILLEGAS (Santiago, Chile), HAROLD RYKERT (Toronto, Ontario), P. RYLANT (Brussels, Belgien), JOHN SAMPSON (San Francisco, Calif.), ROY SCOTT (Cleveland, Ohio), HAROLD SEGALL (Montreal, Canada), F. H. SMIRK (Dunedin, Neuseeland), F. JANNEY SMITH (Detroit, Michigan), HUGH SMITH (Greenville, S.C.), H. SNELLEN (Leiden, Holland), PAUL SOISALO (Helsinki, Finnland), HOWARD B. SPRAGU (Boston, Mass.), EUGENE STEAD (Durham, N.C.), WILLIAM D. STROUD (Philadelphia, Pa.), ALBERTO TAQUINI (Buenos Aires, Argentinien), HELEN B. TAUSSIG (Baltimore, Md.), WILLIAM P. THOMPSON (Los Angeles, Calif.), LOUIS E. VIKO (Salt Lake City, Utah), BERNARD J. WALSH (Washington, D.C.), EDWIN O. WHEELER (Boston, Mass.), CONGER WILLIAMS (Boston, Mass.), ERNST C. WOLLHEIM (Würzburg, Deutschland), PAUL WOOD (London, England) und IRVING J. WRIGHT, New York City.

Einige prägnante Aussprüche, die sich in den Antworten meiner Medizinerfreunde fanden, gebe ich als Zitate meist wörtlich wieder. Für die Erlaubnis hierzu bin ich ihnen sehr dankbar.

Auch möchte ich vor allen den Herausgebern dieses Bandes, den Doktoren IRVINE PAGE und A. C. CORCORAN meinen Dank dafür aussprechen, daß sie mich aufforderten, dieses Buch zu schreiben. Ebenfalls danke ich meiner Sekretärin Fräulein HELEN DONOVAN für die Anfertigung des Manuskripts sowie Fräulein LOUISE WHEELER und Herrn Dr. ALLAN FRIEDRICH für die Zusammenstellung der Abbildungen. Auch den Verlegern für ihre freundliche Mitwirkung meinen Dank!

Boston, Mass.

PAUL D. WHITE

Vorwort zur zweiten Auflage

Da sich das vorliegende Bändchen so gut eingeführt hat und mir zahlreiche Freunde noch neue Beiträge dazu geliefert haben, erscheint es in der zweiten Auflage. Die Anordnung des Stoffes hat sich in dieser Form bewährt und ist nicht geändert worden. Verschiedene Hinweise, die in der ersten Auflage noch nicht enthalten waren, haben in der neuen Aufnahme gefunden. Einige Abbildungen sind neu hinzugekommen. Auch dieses Mal würde ich mich freuen, wenn mir aus dem Leserkreis noch neue Schlüssel mitgeteilt würden.

Boston, Mass.
1. Februar 1956　　　　　　　　　　　　　　　　PAUL D. WHITE

Inhalt

Geleitwort von Prof. Dr. R. SCHOEN		V
Vorwort zur 1. Auflage		VII
Vorwort zur 2. Auflage		X
Einführung		1
1. Kap.	Allgemeine Anhaltspunkte	3
2. „	Die persönliche Anamnese	8
3. „	Die Familienanamnese	15
4. „	Atembeschwerden	20
5. „	Schmerzen	29
6. „	Herzklopfen	45
7. „	Andere Symptome	55
8. „	Untersuchungsbefunde	70
9. „	Herztöne und Geräusche	88
10. „	Der Blutdruck	98
11. „	Das Röntgenbild des Herzens und der großen Gefäße	111
12. „	Schlüssel im Elektrokardiogramm	146
13. „	Therapeutische Schlüssel	171
Sachverzeichnis		189

Einführung

Der ärztliche Beruf hat verschiedene anziehende Seiten, die ihn zu einem der fesselndsten, ja abenteuerlichsten machen, die es gibt. Einmal hat man es dabei mit Menschen zu tun, eine wegen ihres humanitären Charakters und der unendlichen Vielfalt von Persönlichkeiten, die einem dabei begegnen, an sich schon ausfüllende Beschäftigung; denn dabei „muß man sich ganz auf den einen Menschen einstellen und ihn in seiner Gesamtheit erfassen und behandeln, nicht nur die Krankheit (in diesem Fall die seines Herzens)." Zum anderen gehört die Medizin zu denjenigen wissenschaftlichen Disziplinen, die in den letzten Jahrzehnten große Fortschritte an tatsächlichen Erkenntnissen gemacht haben. Sie erlaubt uns heute, vielen Patienten Hoffnung zu bringen, die noch vor einer Generation verloren waren. Schließlich ist die ärztliche Tätigkeit etwas wie die Kunst des Detektivs, der zur Lösung seiner Probleme eine Kette von aufschlußreichen Anhaltspunkten braucht. Der praktisch tätige Arzt, der allen Ansprüchen gerecht werden will, muß daher in seiner Person drei Dinge vereinigen: eine gute Portion Menschenliebe, Wissenschaftlichkeit und Lust am Lösen von Rätseln. Ein beschäftigter Arzt braucht kaum mehr viel Zeit darauf zu verwenden, zu seiner Unterhaltung Kriminalromane zu lesen, denn es stellen sich ihm in seinem Alltag genug ähnliche Probleme!

Wer Herzkrankheiten präzis diagnostizieren und behandeln will, dem bietet sich ein geeignetes Feld, um solchen richtungweisenden Spuren nachzujagen. Auch ein Fall, der anfangs scheinbar völlig zu überblicken ist, kann in der Folge unerwartete Komplikationen zeitigen, die man hätte voraussehen können, wenn man nach gewissen Warnungszeichen geforscht und sie immer vor Augen gehabt hätte. Manchmal steht man zu Beginn vor einem Rätsel, das sich lösen ließe, wenn man nur gründlich nach dem Schlüssel dazu suchen würde. – Obwohl früher die übliche Untersuchung hauptsächlich in systematischer Befragung des Patienten bestand, hat man sich doch dabei zuweilen wenig darauf verstanden, die Irrwege in der Erzählung des Patienten links liegen zu lassen und gewisse *Schlüsselpunkte* festzuhalten. Man sammelte aufs Geratewohl Unterlagen, ohne Gewicht auf bestimmte, bezeichnende Symptome von wissenschaftlicher Bedeutung Wert zu legen. Ein weiterer, ziemlich wichtiger Punkt: man darf sich nicht darauf verlassen, daß keine derartigen Anzeichen vorhanden sind, wenn man nicht besonders danach gefragt oder geforscht hat. „Ein Arzt, der keine gute Anamnese aufnehmen und ein Patient, der sie nicht liefern kann, laufen Gefahr, schlechte Behandlung zu erteilen und zu empfangen." Und schließlich: „Wenn man eine Diagnose stellen soll, darf man nur selten an eine ausgefallene Sache denken, die man vielleicht einmal zu Gesicht bekommen hat. Das blockiert", wie ROBERT HUTCHISON es formuliert hat, „das Urteilsvermögen". Andererseits muß man hin und wieder bei sehr unklaren Fällen auch seltene Krankheiten, wie Amyloidose oder Neoplasma in Betracht ziehen. „Doch hüte man sich vor der naheliegenden Versuchung, Blitzdiagnosen zu stellen."

1. Kapitel

Allgemeine Anhaltspunkte

Der Arzt, der einen Patienten selbst sieht, ausfragt und untersucht, ist gegenüber demjenigen sehr im Vorteil, der den Untersuchungsbefund eines anderen nur hört oder liest. Er hätte es vielleicht selbst nicht besser machen können, aber aus dem unmittelbaren Kontakt mit einem Menschen ergeben sich eben Dinge, die man kaum zu Papier bringen kann. Dieser Nachteil haftet auch der klinisch-pathologischen Besprechung[1]) an, wobei man zu keinem vollständigen Bild eines Falles kommt. Freilich wird hier dann die Schwierigkeit für denjenigen, der an dem Fall seinen diagnostischen Scharfsinn beweisen soll, wieder durch den Umstand wettgemacht, daß er so gut wie immer mit einer ausgefallenen Sache rechnen darf.

Vor der Urteilsbildung über einen Krankheitsfall steht das Erfassen der allgemeinen äußeren Erscheinung eines Menschen und seiner Persönlichkeit. Diese ersten, rasch gewonnenen Eindrücke sind von größter Wichtigkeit – und werden doch selten aufgezeichnet! Dabei geben sie dem Arzt oft geradezu den Schlüssel für die richtige Ausdeutung der vom Patienten beschriebenen Symptome an die Hand. Im weiteren Verlauf bewähren sie sich als Anhaltspunkte für Diagnose, Prognose und Therapie. Mit ihrer Hilfe lassen sich schließlich nicht nur Behandlungsrichtlinien aufstellen, sondern man findet damit auch ziemlich früh heraus, ob es schwer oder leicht sein wird, das Vertrauen eines Patienten zu gewinnen. Damit wird ja erst die vollkommene Zusammenarbeit bei der Behandlung, die sich häufig über Jahr und Tag erstrecken muß, gesichert.

---

[1]) Die „Clinico-pathological Conference" ist eine in Harvard (Massachusetts General Hospital) geübte epikritische Besprechung besonderer Krankheitsfälle nach der Sektion durch den behandelnden Arzt, einen unbeteiligten Aktengutachter und den Pathologen mit allgemeiner Diskussion.

Der Arzt muß natürlich den Patienten mit einem gewissen Wohlwollen empfangen und seine Geschichte erst einmal anhören, ehe er versucht, die führende Rolle zu übernehmen. Die allererste Stunde einer Konsultation kann alle zukünftigen Beziehungen im günstigen oder ungünstigen Sinne bestimmen sowie die Stellung einer präzisen Diagnose und damit eine richtige Behandlung erleichtern oder erschweren. Um hier das Beste zu erreichen, muß der Arzt den goldenen Mittelweg zwischen der Beobachtung nüchtern-objektiven Gebahrens und gefühlvoller Besorgtheit einhalten, wenngleich jeder Fall natürlich nach individuellem Maßstabe beurteilt und behandelt werden muß.

Auch die Arztsekretärin, die persönlich oder telefonisch mit dem Patienten den ersten Besuch in der Sprechstunde vereinbart, ein Freund, ein Familienmitglied oder ein überweisender Arzt, die ihn anmelden, werden vielleicht oft in der Lage sein, Informationen von erheblicher Bedeutung über die seelische oder körperliche Verfassung des Patienten beizusteuern, ehe der Arzt ihm selbst gegenübertritt. Er tut gut daran, sie zu berücksichtigen, obwohl sie später beim näheren Kennenlernen möglicherweise einer Korrektur bedürfen.

Ist der Patient forsch oder überängstlich? Läßt er sich überhaupt raten? Hat er die Neigung, seine Beschwerden zu bagatellisieren? In den ersten Minuten der Konsultation läßt sich Aufschluß über diese Fragen gewinnen, was natürlich wesentlich für die Bewertung der Symptome und die Erklärung ihrer Ursachen ist. Hat er eine niedrige Reizschwelle und ist nervlich sensitiv, so daß er mehr von seinen Beschwerden spürt – seien die Ursachen hierfür nun krankhaft oder physiologisch oder eine Mischung von beiden? Oder ist er hart mit sich oder anderen und so empfindungsarm, daß irgendein Krankheitsprozeß ziemlich fortgeschritten sein muß, ehe er etwas davon merkt oder willens ist zuzugeben, daß er krank ist? Häufig ist es schwer, zur Klarheit über diese Eigenheiten des Patienten zu kommen, aber noch häufiger wird leider im Krankenblatt über diese Dinge gar nichts vermerkt, obwohl jeder Arzt solche Beobachtungen zu schätzen weiß und ja auch tatsächlich unbewußt immer damit arbeitet.

Überdies: Wie weit reicht die Kenntnis des Patienten von seinem medizinischen Befund? Wieviel wurde ihm von anderen Ärzten, Angehörigen und Freunden gesagt? Wieviel von dem Gesagten entspricht der Wahrheit, und was glaubt er davon? Liest er die medizinischen Spalten der Tagespresse oder die laienmedizinischen Artikel in Zeitschriften? Liest er zu Hause oder in Leihbüchereien medizinische Bücher? Ist sein Wortschatz reich an medizinischen Fachausdrücken? Versteht er diese Fachausdrücke wirklich? Verwendet er sie häufig und an passender Stelle in seinem eigenen Fall? Gesteht er, daß er seinen Beruf verfehlt und eigentlich hätte Arzt werden sollen? Oder hat er selbst irgendwann ein wenig Medizin studiert? Hat es Ärzte in seiner Familie gegeben? – Es wird sich wahrscheinlich lohnen, wenn der Arzt, ehe er seine Anamnese abschließt, in dieser Richtung noch die eine oder die andere Frage stellt. Das kann sehr aufschlußreich sein. Mehr als einmal bin ich Laien-Patienten begegnet, die mein eigenes Lehrbuch lasen – manchmal waren es aber gerade die falschen Kapitel.

Zuweilen kommt es auch vor, daß ein Arzt selbst der allerschwierigste Patient ist, besonders wenn es sich um einen Internisten handelt, der sich von vornherein die übelsten Möglichkeiten ausmalt. Andererseits sind unter meinen Patienten, die am meisten zur Zusammenarbeit bereit waren, gerade einige Ärzte, sogar Herzspezialisten gewesen, die sich mir zur Diagnose und Therapie rückhaltlos anvertrauten.

Ehe ich dieses Kapitel über die allgemeinen Anhaltspunkte zu Ende bringe, noch ein Wort über Freunde und Angehörige des Patienten. Wie stellen sie sich zu ihm und seiner Krankheit? Es empfiehlt sich, sowohl den Patienten als auch sie selbst darüber zu vernehmen. Man kann sich Aufschlüsse dieser Art brieflich, telefonisch oder am besten in persönlicher

Aussprache holen. Dadurch braucht man nicht unbedingt das Mißtrauen des Patienten zu erregen. Bei der Auswertung derartiger Informationen müssen wiederum Familie und Freunde, genau wie der Patient selber, bezüglich Emotionalität und Aufrichtigkeit beurteilt, sowie das Milieu im Hause, in der Schule und am Arbeitsplatz berücksichtigt werden. Natürlich kann man solche Auskünfte am besten vom „guten, alten Hausarzt" einziehen – wenn einer da ist! Was nun den Patienten selbst betrifft, so ist zu fragen: Ist die Familie überängstlich, sind die Kameraden in der Schule oder im Betrieb und die nächsten Freunde zu besorgt oder ungeduldig, vielleicht gar rücksichtslos? Das Wesentliche aus allen diesen Mitteilungen könnte gut in die Krankengeschichte eingebaut werden – zumal sie dort ja vertraulich bleiben.

Bewußte Simulation ist nach meinen Erfahrungen eine Seltenheit in der täglichen Praxis, aber es gibt selbstverständlich viele Arten der Übertreibung von Symptomen, wenn es um eine Rente oder sonstige Zahlungen geht. Hier heißt es, die allgemeine Lage sorgfältig prüfen! So viele objektive Daten als man nur gewinnen kann, müssen – möglichst zu wiederholten Malen – festgelegt werden, da man in doppelter Hinsicht Unrecht tun kann, nämlich, indem man Symptome bagatellisiert oder indem man sie überwertet. Halten wir uns immer vor Augen, daß ein sehr neurotischer Mensch ernstlich, ja sogar gefährlich krank sein, etwa eine Koronarinsuffizienz, ein Hypertensionsleiden oder rheumatische Klappenveränderungen mit deren Auswirkungen haben kann. Man sollte einen Patienten besonders eingehend und gründlicher als gewohnt untersuchen, ehe man ein „organisches" Herzleiden ausschließt und statt dessen „neurotische Herzbeschwerden" diagnostiziert. Das ist besonders zu empfehlen, falls es sich dabei um einen reinrassigen Neger handelt, der ernstlich krank sein kann, wenn er auch nur über ein bißchen „Unbehagen" in der Brust klagt, dessen Bedeutung man zunächst unterschätzen könnte.

Ich möchte noch hinzufügen, daß es im allgemeinen ratsam ist, den Patienten, wenn er einen durchschnittlich intelligenten und vertrauenswürdigen Eindruck macht, über seinen Zustand ins Bild zu setzen. Wenn er weiß, was los ist, wird ihn das wahrscheinlich von unnötigen Ängsten darüber, was ihm an bekannten und unbekannten Schrecknissen noch bevorstehen könnte, befreien. Dem Arzt wird es die Mitarbeit des Patienten bei seiner Behandlung sichern und dazu beitragen, künftig neue „Schlüssel" ans Licht zu bringen, die sich von unschätzbarem Wert für die Prognose und weitere Therapie erweisen können. Selten habe ich so einen Schritt bereuen müssen, aber selbstverständlich braucht man viel Erfahrung, Fingerspitzengefühl und Einsicht dazu, den Patienten über seinen Herzbefund in der richtigen Art und Weise aufzuklären.

Außer dem, was schon oben angeführt ist, gibt es bei der Beurteilung eines Patienten noch verschiedene Anhaltspunkte, deren Beachtung fast eine Selbstverständlichkeit ist. Zuerst das *Alter*. Wenn bei einem Säugling das Herz nicht in Ordnung ist, richtet sich der Verdacht natürlich auf angeborene Fehler. Ein Kind über 4 Jahre kann entweder ein angeborenes oder ein rheumatisches Herzleiden haben. Bei einem Erwachsenen in den ersten Dezennien kommen daneben auch Thyreotoxikosen, juveniler Hochdruck oder gar ein Herzkranzgefäßleiden in Frage. In mittlerer Alterslage gibt es alle diese Erkrankungen, vermehrt um die Syphilis und das Cor pulmonale. Während im Alter angeborene Fehler und rheumatische Klappenaffektionen weniger Bedeutung haben, treten Herzkranzgefäßleiden und die Folgen des Hochdrucks mehr hervor. Das eigentliche Greisenalter ist nicht mit einer speziellen Herzerkrankung belastet, wird aber häufig von einer der eben erwähnten befallen. Selten oder nie stirbt ja ein Mensch allein am hohen Alter, ohne daß man bei der Autopsie einen adäquaten organischen Grund für den Tod entdeckte.

Das *Geschlecht* bildet in der Jugend und im mittleren Alter einen wichtigen Hinweis, mit welcher Art von Herzkrankheit man zu rechnen hat. Schwere Fälle von Hochdruck und nahezu alle mit Angina pectoris oder Koronarthrombose, sind z. B. in den ersten Lebensjahrzehnten Männer. Das weibliche Hormon scheint einen Schutz dagegen zu gewähren.

Der *Körperbau* hat zumindest in einer Hinsicht wichtige Bedeutung für das Herz: scheinbar sind vornehmlich mittelgroße, untersetzte, muskulöse Männer prädestiniert für die frühzeitige Herzgefäßerkrankung. Und obgleich Körperbau Erbanlage ist, suchen wir solchen Kandidaten doch in bezug auf ihre Lebensweise in vorbeugendem Sinne zu raten.

Der *Ernährungszustand* ist häufig wichtig. Fettleibigkeit begünstigt die sogenannten degenerativen Arten von Herzleiden, wie Hochdruck und Koronarinsuffizienz, während ein Gewichtsverlust und Unterernährung auf Thyreotoxikose hinweisen. Kümmerliche Allgemeinentwicklung kann Folge einer chronischen Krankheit, eben eines Herzschadens, oder Auswirkung einer medikamentösen Therapie, wie z. B. der durch Digitalis bedingten Appetitlosigkeit sein.

Das Vorhandensein von *anderen angeborenen Mißbildungen* erleichtert stets die Diagnose des angeborenen Herzkreislauffehlers bzw. begünstigt bei Zweifel an der Ursache bestehender Anomalien an Herz und großen Gefäße diese Diagnose.

2. Kapitel

Die persönliche Anamnese

Die Anamnese eines Herzpatienten enthält oft eine Menge solcher Hinweise und Anhaltspunkte, die ich „Schlüssel" nenne. Dennoch bildet sie häufig den am meisten vernachlässigten Abschnitt der ganzen Untersuchung. Die Schuld daran tragen gewöhnlich Eile und mangelnde Systematik bei der Befragung. Manchmal hängt das auch so zusammen: der untersuchende Arzt, z. B. ein junger Medizinalpraktikant, hat einen Überwertigkeitskomplex und behandelt den Patienten, den er aufzunehmen hat, als wäre er noch nie vorher untersucht worden. Er kümmert sich nicht um Befund, Beurteilung und Behandlungsbericht anderer Ärzte, die sich etwa schon mit dem Patienten befaßt haben, was in einem kleinen Krankenhaus, bei irgendeinem Praktiker oder beim Hausarzt der Fall gewesen sein kann. Glücklicherweise tritt an Stelle dieser Nichtachtung der Voruntersucher nach und nach mehr Respekt für diese – wobei die Einsicht der jungen Mediziner, daß sie selber die Praktiker der Zukunft sind, diese Entwicklung fördert.

Zuweilen steuert der Patient selbst wichtige Daten zur Vorgeschichte seiner Krankheit bei, aber er vergißt leicht gewisse Einzelheiten, auf die es ankommt, sofern sie Herz und Blutdruck angehen. Man muß daher ausdrücklich danach fragen. Zum Beispiel: Hat jemals eine Untersuchung für eine Lebensversicherung stattgefunden, wann war das, und mit welcher Sorgfalt wurde sie durchgeführt? Die Höhe der beantragten Versicherungssumme hat auch ihre Bedeutung, da für kleine Policen die Untersuchung möglicherweise sehr oberflächlich, bei großen Summen hingegen wahrscheinlich äußerst sorgfältig gewesen ist. Ich habe selber einen solchen Fall gehabt: es handelte sich um einen achtundvierzigjährigen Mann, der voller Schrecken zu mir kam, weil gerade vom Vertrauensarzt einer Versicherung ein ernstes Herzleiden entdeckt worden war. Es stellte sich dann heraus, daß er einen offenen Ductus arteriosus (leichten bis mittleren Grades) hatte, der natürlich seit Geburt bestand, aber nun mit achtundvierzig Jahren zum erstenmal bei ihm diagnostiziert wurde, als er aus Geschäftsgründen eine hohe Versicherung abschließen wollte. Bei dieser Gelegenheit wurde er sicher erstmalig sorgfältig untersucht. Man hörte sowohl die Basis als die Spitze des Herzens ab und entdeckte so das charakteristische andauernde Geräusch. Frühere Versicherungsuntersuchungen für mäßige

Summen waren völlig unzulänglich gewesen. Das Stethoskop wurde dabei wahrscheinlich nur flüchtig auf die Herzspitze gesetzt. Übrigens lebt dieser Mann noch. Er leitet ein großes Unternehmen und spielt im Alter von siebenundsiebzig Jahren mühelos Golf.

Man sollte sich nach Möglichkeit auch über andere Untersuchungen, die etwa in der Schule, im Betrieb, vom Sportarzt oder beim Militär gemacht wurden, informieren. Selbstverständlich sind die Angaben cum grano salis zu werten, da sie vom Patienten gemacht werden. Aber sie können sich dennoch als nützlich erweisen. Wenn die Unterlagen noch greifbar sind, kann man sich manchmal durch Einblicknahme über die genauen Einzelheiten informieren. Gelegentlich ist es von größter Wichtigkeit, frühere Elektrokardiogramme oder Röntgenbilder anzusehen und sie mit den neuen zu vergleichen. Es mag oft schwer sein, ihrer habhaft zu werden, aber meistens lohnt sich die Mühe. Durch einen solchen Vergleich kommt man womöglich erst zu einer richtigen Diagnose.

Dasselbe gilt von den Untersuchungsbefunden, die von etwaigen früheren Aufenthalten in Krankenhäusern noch vorhanden sein können. Selbst wenn sie sich in entfernten Landesteilen oder im Ausland befinden, muß man sie nach Möglichkeit beschaffen, obwohl sich natürlich die Schwierigkeiten mit der Entfernung häufen und mit beträchtlichen Verzögerungen zu rechnen ist. Aber gerade die Beobachtung eines Arztes in einem entlegenen Winkel der Welt kann den Schlüssel zu irgendeinem medizinischen Rätsel enthalten und sollte daher nicht mißachtet werden. Um aber wieder mehr im einzelnen auf das Herz einzugehen: Geräusche können schon von den ersten Lebenswochen oder -monaten an bestehen. Dann handelt es sich mit großer Wahrscheinlichkeit um angeborene Fehler, oder sie sind im fünften oder sechsten Lebensjahr im Anschluß an Gelenkrheumatismus, Scharlach oder schwere Angina aufgetreten. Nahezu die Hälfte aller Fälle von rheumatischen Herzleiden bei Erwachsenen weisen allerdings in der Vorgeschichte keinen „akuten Gelenkrheumatismus" auf. Das wird sich wohl in Zukunft ändern, weil immer häufiger neu aufgetretene Herzgeräusche anläßlich von Reihenuntersuchungen an Schulkindern oder in der Privatpraxis vom Arzt bei kranken oder irgendwie krank erscheinenden Kindern festgestellt werden. Ganz selten kann einmal ein a-v- oder Schenkelblock eher auf eine früher durchgemachte Diphtherie als auf einen angeborenen Defekt, Atherosklerose der Kranzgefäße oder Myokarditis unbekannter Genese zurückzuführen sein. Es bleibt eine interessante Tatsache, daß alle meine jugendlichen Fälle von Herzkranzgefäßerkrankung ernsthafte Infektionen irgendwelcher Art nicht durchgemacht hatten.

Ein ziemlich bekanntes Krankheitsbild, auf dessen Vorliegen ohne weiteres aus bestimmten, typischen Anhaltspunkten in der Anamnese geschlossen werden kann, ist die neurozirkulatorische Dystonie (manchmal auch noch als Angstneurose bezeichnet). Wenn Verdacht darauf besteht, bringen uns folgende Fragen weiter: Hat der Patient in seiner Jugend öfter Ohnmachtsanfälle, „nervöse Herzbeschwerden" oder schon zu Anfang seiner beruflichen Laufbahn nervöse Erschöpfungszustände gehabt? – Solche Vorkommnisse kommen nämlich in der Anamnese der Opfer dieser Krankheit gehäuft vor.

Wieviel wurde dem Patienten von anderen Ärzten über seinen Zustand gesagt, und hat er das, was ihm gesagt wurde, richtig verstanden? Hat sich bei ihm eine regelrechte Furcht vor dem eigenen Herzen und den Symptomen herausgebildet, von denen er annimmt, sie kämen vom Herzen, während sie in Wirklichkeit einen anderen Ursprung haben? Oder gibt er sich gleichgültig, ja, fatalistisch, hat nicht viel Zutrauen zu einer Behandlung und zeigt wenig Bereitschaft, sich derselben zu unterziehen? Hat er von anderen Ärzten, bei denen er „herumhorchte", sehr abweichende Ansichten bezüglich Diagnose und Therapie zu Ohren bekommen? Ist er dadurch ganz mutlos und hoffnungslos geworden? Wurde er von Angehöri-

gen oder Freunden zu einem anderen Arzt – nämlich zu Ihnen –
bzw. in neuerliche klinische Behandlung geschickt, während
er noch zu seinem alten Arzt und sonst niemand Vertrauen
hatte? Diese Punkte müssen nach Möglichkeit bei erster Gelegenheit geklärt werden, da sie von grundlegender Wichtigkeit sind.

Hat der Patient wichtige Operationen, wie Cholezystektomie, Prostatektomie oder Gastrektomie durchgemacht, und
wie hat er sie überstanden? Wurde das Herz damals normal
befunden oder wandte man vorsichtshalber eine besondere
Vorbereitung, Anaesthesie und Operationstechnik an? War
die Operation als Hilfe für das Herz oder einen anderen Teil
des Kreislaufsystems gedacht? Wurde eine Resektion des Perikards wegen Panzerherzens gemacht? Oder fand eine Kommissurotomie bei Mitralstenose oder eine andere operative
Behandlung eines Shunts oder einer angeborenen Mißbildung
statt? Ist eine Sympathektomie wegen Hypertension gemacht
worden? Welchen Erfolg hatte der Eingriff, und wann wurde
er ausgeführt? Wie lauten die Ergebnisse der Blutgasanalysen
und Druckbestimmungen bei Herzkatheterisierung vor und
nach einer Operation? Vorausgesetzt, daß eine Sympathektomie stattfand: Besteht noch eine relative, lagebedingte Hypotension? (Sollte geprüft werden.) Wie lange nach der Operation hat sie bestanden?

Wie steht es mit der Diät? Wurde das Kochsalz eingeschränkt, in welchem Umfange, zu welchem Behufe? (Hypertension, Stauung?) Welchen Erfolg hatte diese Salzbeschränkung? Wie lange wurde sie durchgeführt? Traten dabei Zwischenfälle, etwa Kollapserscheinungen auf oder sprach der
Patient wegen des Natriumentzugs nicht mehr auf Entwässerungstherapie an? Wurden die Serumelektrolyte sorgfältig
und periodisch überprüft? Sind bei der Therapie einer Fettsucht wirklich einschneidende oder nur unwesentliche Kalorienbeschränkungen angeordnet worden? Mit welchem Erfolg? Falls die Kalorienzufuhr wirklich sehr niedrig gehalten

wurde, ergibt sich eine weitere Frage: Könnte der Patient dadurch in einen Vitaminmangelzustand geraten sein oder wurden zur Ergänzung ausreichende Vitamine verabreicht? Sind bei einer etwaigen Fettbeschränkung besonders die tierischen Fette, speziell cholesterinhaltige Nahrung verboten worden, oder sollte er pflanzliche Fette meiden, und zwar welche? Hat er nach irgendeinem ausgefallenen Diätregime gelebt und nach welchem? Und endlich: Wie steht es mit dem Genuß von Tabak und alkoholischen Getränken? Es ist stets zu empfehlen, diesen Punkt zur Sprache zu bringen, weil einige Whisky-Soda am Tage die Ursache dafür sein können, daß keine Gewichtsabnahme eintritt, obwohl die Kalorien der Nahrung in angemessener Weise verringert wurden. Eine Arrhythmie (Extrasystolen oder paroxysmale Tachykardie) kann bei einem Menschen, der besonders nikotinempfindlich ist, vom Tabakgenuß herrühren. Man tut ebenfalls gut daran, sich über die täglich konsumierte Tee- und Kaffeemenge zu orientieren, denn obwohl diese Genußmittel keinen ernsten Schaden tun, können doch lästiges Herzklopfen und unangenehme Schlaflosigkeit darauf zurückzuführen sein.

Dann eine Hauptfrage: Welche Herzmittel hat der Patient in letzter Zeit oder früher etwa schon bekommen? Darüber muß man sich vom Patienten selbst, von seinen Angehörigen oder von Krankenhäusern, in denen er gelegen hat, möglichst genaue Auskunft geben lassen. Mitunter ist lediglich noch ein numeriertes Rezept vorhanden, ohne Angaben über die Zusammensetzung der verordneten Medizin. Wenn der Arzt, der das Rezept geschrieben hat, nicht mehr erreichbar ist, so kann der Apotheker, der es angefertigt und aufgehoben hat, darüber Aufschluß geben. Manche Medikamente verändern nämlich bestimmte Herzbefunde so typisch, daß man wissen muß, ob der Patient sie bekommen hat. Z. B. können hohe Digitalisdosen die ST-Strecke des Elektrokardiogramms deutlich herabdrücken und dadurch eine Koronarinsuffizienz vortäuschen. Chinidin kann vorübergehend einen Schenkelblock hervorrufen oder Vorhofflimmern in Flattern überführen. Bestimmte Medikamente wie die Veratrum-Alkaloide und das Hexamethonium*) können bei Hypertension den Blutdruck senken. Schilddrüsenpräparate und Atropin oder Belladonna haben eine pulsbeschleunigende Wirkung. Es ist oft wichtig zu wissen, ob diese Medikamente bereits angewandt wurden und gegebenenfalls in welcher Dosierung. Darüber hinaus sollte man möglichst in Erfahrung bringen, ob sie nützten, schadeten oder im wesentlichen ohne Wirkung blieben. Jede Auskunft dieser Art kann den Schlüssel für den derzeitigen Befund bzw. die Erklärung für bestimmte Beschwerden oder Symptome darstellen. Natürlich ist es auch immer wichtig zu wissen, ob eine Gewöhnung an Narkotika vorliegt.

Zum Schluß noch einige Punkte, die beim Aufnehmen der Anamnese zu berücksichtigen sind: frühere Arbeitsweise und Freizeitbeschäftigungen, sportlicher Einsatz, schwere Verantwortung in der Familie, im Beruf oder im öffentlichen Leben, Schlafquantum, Erholung, Ferien und andere Lebensgewohnheiten, die einen unmittelbaren Einfluß auf die gegenwärtigen Störungen haben könnten. Eine neu hinzutretende Belastung körperlicher oder seelischer Art kann nämlich bei einem chronischen Herzleiden, das bisher latent geblieben ist, eine Katastrophe auslösen. – So stecken in allen möglichen Angaben die wertvollsten Schlüssel, nach denen man aber sorgfältig suchen muß. – Bei einer Frau gehört zur Anamnese eine Befragung über die Regel, die oft Stauungssymptome noch verschlimmert. Ebenso unerläßlich ist die Frage nach der Beeinflussung des Kreislaufs durch etwaige Geburten. Wie viele Schwangerschaften hat die Patientin gehabt? Wurden alle gut überstanden? Leben die Kinder? Wie alt sind sie? Hat die Mutter zu Hause genügend Hilfe?

---

*) Quarternäre Ammoniumverbindung, welche eine curareähnliche Wirkung aufweist, autonome Ganglien blockiert.

3. Kapitel

Die Familienanamnese

Häufig wird die Verpflichtung des Arztes, sich so eingehend wie nur möglich über die Familienanamnese seines Patienten zu orientieren, nur ungenügend erfüllt. Dem Hausarzt von früher fiel dieses Wissen bis in alle Einzelheiten während einer langen Lebensdauer einfach zu und war ihm bei seiner Tätigkeit von unschätzbarem Wert.

Zum Ersatz dafür muß heute ein Arzt, der Herzpatienten oder überhaupt kranke Menschen behandeln will, in seine Anamnese auch das Alter der lebenden oder das Sterbealter der nächsten Verwandten des betreffenden Patienten aufnehmen, soweit sich darüber noch Feststellungen machen lassen, wobei die Großeltern, die Eltern, die Geschwister und auch Halbgeschwister zu berücksichtigen sind. Außer den Angaben über deren Lebens- bzw. Sterbealter sind natürlich Mitteilungen über etwaige ernste Krankheiten festzuhalten, besonders dann, wenn sie zu einem frühen Tode oder chronischem Siechtum geführt haben, bzw. Herz- oder Kreislaufstörungen und Pankreasaffektionen dabei eine Rolle spielten.

Manchmal muß man heutzutage, namentlich bei jungen Leuten, unbedingt über schwere Schicksale in ihrer Familie Bescheid wissen, weil sie eine besondere nervliche Belastung für die Angehörigen mit sich bringen. Ich denke da an Scheidungen, Selbstmord oder gewaltsamen Tod im Krieg, in Konzentrationslagern oder durch Unfälle. Auch ein Bankrott oder eine Unterhaltspflicht des Patienten gegenüber irgendwelchen Personen muß in diesem Sinne gewertet werden. Schwierigkeiten solcher Art können sich nämlich verschlechternd auf ein Herzleiden auswirken, wenn sie wohl auch nicht dessen eigentliche Ursache sein dürften. Weiter ist zu erwähnen, daß eine schlechte oder auch eine gute die Familie betreffende Nachricht, die ohne Vorbereitung an einen Menschen herangetragen wird, einmal eine paroxysmale Tachykardie oder ein Vorhofflimmern auslösen kann. Dies ist besonders dann der Fall, wenn es sich dabei um einen schon Herzkranken handelt, der vielleicht an einer Mitralstenose leidet. Auch Familienzwistigkeiten oder dauernder Kummer wegen eines chronischkranken Angehörigen oder finanzielle Rückschläge können Schlechtes zum Schlechteren wenden – was das Herz angeht.

Nicht immer ist es einfach, vom Patienten selbst etwas über die Familiensorgen zu erfahren. Häufig bekommt man eher von einem Angehörigen, von befreundeter Seite oder überhaupt erst bei Gelegenheit des zweiten oder dritten Besuches in der Sprechstunde darüber etwas zu hören. Manchmal wird einem nie etwas davon mitgeteilt.

Daß bestimmte Krankheiten oder doch die Anlage dazu vererbt werden, weiß man seit vielen Generationen, aber die Einzelheiten des Vererbungsvorgangs sind noch weitgehend ungeklärt. Erst kürzlich haben Fachgenetiker angefangen, auf die Erblichkeit von Anomalien des Herz-Kreislaufsystems (bzw. der Anlage zur Erkrankung auf diesem Sektor) hinzuweisen. Es wird indes ein weiteres Jahrzehnt oder deren zwei benötigen, um hier die Grundtatsachen zu erforschen, die dann erst von praktischem Nutzen sein könnten.

Manche der sogenannten angeborenen Fehler des Herzkreislaufsystems scheinen tatsächlich ererbt zu sein. Das geht aus gelegentlichen Berichten über Familien hervor, in denen mehrere Mitglieder die nämliche Deformität, z. B. einen offenen Ductus arteriosus, eine Aortenisthmusstenose oder eine Arachnodaktylie aufwiesen. Aber es steht ebenso fest und läßt sich noch leichter belegen, daß häufig irgendein Faktor während der fetalen Entwicklung, wie Röteln der Mutter im ersten Drittel der Schwangerschaft, zu der Fehlentwicklung des kindlichen Herzens geführt hat. Bis über solche Faktoren mehr bekannt ist, tappen wir allerdings noch reichlich im Dunkeln und wissen nicht, was wir als „vererbt" oder als „anlage-

Die Familienanamnese 17

mäßig bedingt" und was als „intrauterin erworben" bezeichnen sollen.

Die Tatsache, daß es Familien mit „gehäuftem Vorkommen von Herz-Kreislauferkrankungen" gibt, ist durch entsprechende Untersuchungen im Laufe der Jahre hinreichend gesichert worden. Darüber weiß man einiges. Deshalb, und gerade weil sich einzelne von diesen Krankheiten erst in mittleren oder späteren Jahren manifestieren, müssen wir unbedingt in allen Fällen, bei jungen und alten Menschen, eine einwandfreie Familienanamnese niederlegen, die dieser Tatsache Rechnung trägt. Wie allerdings dieses oder jenes Herzleiden bzw. die Bereitschaft, daran zu erkranken, weiter vererbt wird, darüber besitzen wir lediglich Theorien.

Auch Gelenkrheumatismus und rheumatische Herzkrankheiten kommen nicht selten gehäuft in einzelnen Familien vor. Danach muß man also immer fragen. Ist die Neigung zu diesen Krankheiten vielleicht durch eine familiäre Allergie gegen den Streptococcus haemolyticus bedingt?

Der Hochdruck (oder die alte BRIGHTsche Krankheit) ist auch oft ein familiäres Leiden. Freilich werden dabei auch solche Familien sein, die lediglich eine nervöse Übererregbarkeit gemeinsam haben, ohne daß es je zur Ausbildung eines echten Hypertonus käme. Die Kombination von familiärer Belastung mit dem eigentlichen Hochdruckleiden und der nervösen Übererregbarkeit ist natürlich besonders ungünstig.

Hochgradige Atherosklerose der Koronarien, die wiederum Angina pectoris, Koronarthrombose, einen Myokardinfarkt oder plötzlichen Herztod im Gefolge haben kann, findet sich bemerkenswert häufig bei Menschen, bei deren Eltern bereits dergleichen vorgekommen ist, besonders wenn beide Teile schon in verhältnismäßig jungen Jahren davon betroffen waren. Soll man das nun auf das Konto einer familiären Hypercholesterinämie größeren oder geringeren Grades schieben oder beruht die Tatsache auf einer angeborenen Minderwertigkeit des arteriellen Koronarsystems, auf einer überstarken Ausbildung des Mesenchyms, die ja sicher erblich ist, auf hormonalen Schwankungen, auf in manchen Familien üblicher Vielesserei, auf ein Zusammentreffen aller dieser Umstände oder auf irgendwelchen anderen, bisher noch nicht beleuchteten Faktoren?

Man muß auch immer in Erfahrung zu bringen suchen, ob in der Familie des Patienten neurozirkulatorische Dystonie aufgetreten ist oder ob geradezu eine Familieneigentümlichkeit darin besteht, sich Sorgen über den Zustand des Herzens zu machen, ganz gleich, ob eine Krankheit vorliegt oder nicht. So etwas findet sich dann nämlich bei den Kindern genauso wie bei den Eltern und bietet eine Erklärung für mancherlei Symptome. Glücklicherweise disponiert diese Einstellung an sich nicht zu Herzleiden oder wirkt gar lebensverkürzend, aber sie kann das Leben von Generationen von Menschen vergiften. Einer meiner Patienten, der im ersten Weltkrieg wegen neurozirkulatorischer Dystonie vom Militär als untauglich entlassen wurde, hatte einen Sohn, der im zweiten Weltkrieg aus dem gleichen Grund den Dienst quittieren mußte.

Schließlich ist *außergewöhnliche Langlebigkeit* auch eine Erbeigenschaft. Danach muß man ebenfalls unbedingt fragen. Es ist ja bekannt, daß ein Mensch, dessen Vorfahren, Großeltern und Eltern sehr alt, d. h. über achtzig wurden, vermutlich auch alt wird und Krankheiten, Operationen und Unfälle leichter übersteht, als jemand, dessen Eltern ziemlich jung an einer Herz- oder Kreislaufkrankheit starben. Die Lebensaussicht ist natürlich besonders günstig, wenn auf seiten beider Eltern langlebige Vorfahren vorhanden sind. – Vor Jahren starben noch so manche junge Menschen an Infektionskrankheiten, die heute glücklicherweise ausgemerzt sind oder therapeutisch beherrscht werden können. Solche Todesfälle muß man zwar bei der Familienanamnese mit registrieren, sie brauchen aber nicht weiter berücksichtigt zu werden. – Beispielsweise starb die Mutter meines Vaters an Cholera, ehe er ein Jahr alt war, und sein Vater starb ebenfalls nicht lange danach, auch ganz jung, an Phthise. Aber – gesetzt den Fall, ich wäre der Patient – so hätte deren früher Tod weit weniger Schlüssel-Bedeutung für meine eigene Prognose, als die Tatsache, daß meine Urgroßmutter hundert Jahre alt geworden ist. Sie war 1800 geboren und starb im Jahre 1900. Familiäre Langlebigkeit ist ein sehr wichtiger Anhaltspunkt, wenn man einen Krankheitsverlauf vorausschauend beurteilen soll!

Am Schluß dieses Kapitels möchte ich noch ein paar Worte über Herzleiden bei Ehegatten sagen. Die Sorgen, die sich der eine Gatte um die Gesundheit, besonders des Herzens, des anderen macht, können die vielleicht bestehende eigene Krankheit verschlechtern oder schneller zum schlimmen Ende führen. Andererseits kann sich auch bei dem einen Partner eine Herzneurose entwickeln, weil bei ihm Beschwerden auftreten, die denen sehr ähnlich scheinen, die den anderen zum Kreislaufkrüppel gemacht und schließlich ums Leben gebracht haben. Schon öfter hat mich der überlebende Ehepartner deshalb aufgesucht, weil er glaubte, dasselbe Herzleiden (meist vom koronaren Typ) zu haben, an dem der Gatte oder die Gattin litt und das häufig den unerwarteten, dramatischen Tod des Betroffenen zur Folge hatte. Dabei haben diese Patienten selber – meist sind es die Frauen – nur eine neurozirkulatorische Dystonie, die man hier auch als Angstneurose bezeichnen kann. – Es kommt auch vor, daß einer der beiden Ehegatten, der schon als Herzpatient in meiner Behandlung steht, es dringend wünscht, daß der andere auch von mir untersucht wird, da sich bei diesem Beschwerden oder Symptome bemerkbar gemacht hätten, die auf ein Herzleiden hindeuteten. Manchmal soll die Untersuchung auch nur zur Beruhigung gemacht werden, obwohl der Partner selber gar keinen besonderen Wert darauf legt. – Es ist wichtig für den Arzt, diese Zusammenhänge zu kennen, obgleich sie sich nicht immer leicht durchschauen lassen. Man läuft Gefahr, die Symptome falsch zu beurteilen, weil sie von dem einen Ehepartner aufgebauscht, vom anderen bagatellisiert sein können.

4. Kapitel

Atembeschwerden

Die eigene Aussage des Patienten über sein Leiden, die Beschreibung seiner Beschwerden mit den eigenen Worten, gibt mehr wertvolle Hinweise für Diagnose und Therapie als alle übrigen Untersuchungsweisen. Deshalb muß die größte Sorgfalt darauf verwandt werden, die bestmöglichste Anamnese aufzunehmen und die Symptome bis in die Einzelheiten zu erfassen. Dafür braucht man meistens mehr Zeit als für alles andere. Der Arzt muß diesen Teil der Untersuchung unbedingt selbst in der Hand behalten und nicht einem Assistenten, einem Studenten, einer Schwester oder einer Sekretärin überlassen. Der Erfahrene wird dabei vielleicht noch mehr herausholen, aber auch ein relativer Anfänger kann gute Arbeit leisten, wenn er die Bedeutung dieses Teiles der Untersuchung nur gebührend würdigt.

Von allen Symptomen sind die Atembeschwerden am wenigsten faßbar, aber zugleich auch die wichtigsten bei der Differentialdiagnose, und sie werden daher als erste im gegenwärtigen Kapitel abgehandelt.

Es bestehen zwar wichtige Beziehungen zwischen dem Herz-Kreislaufsystem und der Atmung, und doch ist die Mehrzahl der Menschen, die an Atembeschwerden leiden, nicht herzkrank. Bronchialasthma, Infekte der Lunge oder der Bronchien, Pleuritis, Nervosität, herabgesetzter Kräftezustand und sogar extreme Fettleibigkeit sind geläufige Ursachen der Atemnot. Weniger häufig sind: Perikarditis, Pneumothorax, intrathorakale Tumoren und zerebrale Erkrankungen sowie Durchblutungsstörungen des Gehirns. Diese verschiedenen Sachverhalte können nun alle irrtümlich auf ein Versagen des Herzens geschoben und dementsprechend falsch behandelt werden. Da ist der typische Fall der alte Mann oder die alte Frau, die wegen einer chronischen Emphysembronchitis etwas kurzatmig sind und auch geräuschvoll atmen und die dann, obwohl sie gar nicht herzkrank sind – sondern nur weil sie alt sind – ohne jeglichen Nutzen mit Digitalis behandelt werden.

Einige Anhaltspunkte, von mir sogenannte Schlüssel, mit deren Hilfe man Herzkrankheit als Ursache von Dyspnoe ausschließen kann, sind:

1. Der röntgenologische Nachweis eines kleinen Herzschattens in (häufig) vertikaler Stellung, bei tiefstehendem, wenig beweglichem Zwerchfell und Lungenemphysem.

2. Ein normales Elektrokardiogramm.

3. Ein geräuschvolles Atmen, das von bestimmten Nahrungsstoffen, Pollen oder Staub hervorgerufen und durch Ausschaltung dieser Faktoren oder durch Adrenalin zum Verschwinden gebracht wird.

4. Asthmaanfälle, die schon seit vielen Jahren immer wieder auftreten.

5. Seufzende Atmung und Tendenz zur Hyperventilation, zusammen mit vielfältigen anderen Symptomen, insbesondere Herzschmerzen, Herzklopfen, Mattigkeit, auffallende Ermüdbarkeit und Nervosität – bei neurozirkulatorischer Dystonie.

6. Schmerzen bei oberflächlichem oder tiefem Atmen (wobei man pleuritisches bzw. perikarditisches Reiben hören kann oder auch nicht, sprechen für Pleuritis oder Perikarditis).

7. Fieber, Tachykardie und Leukozytose bei Infektionen des Respirationstrakts und bei Pulmonalinfarkt.

8. Blässe und Schwäche infolge einer primären oder sekundären Anämie.

Sofern außerdem noch ein Herzleiden besteht, ist es doppelt wichtig, unter Benutzung obiger Hinweise soweit als möglich abzugrenzen und zu beurteilen, wo die Herzkrankheit anfängt, für die Dyspnoe ursächlich in Frage zu kommen, oder ob es sich um ein zufälliges Zusammentreffen handelt, wobei die Herzkrankheit aber noch „stumm" ist. Die praktisch so wichtige atherosklerotische Verengung der Koronargefäße, die eine schwere Herzerkrankung sein kann, braucht z. B. noch längst keine Dyspnoe zu verursachen. So kann ein älterer Mann jahrelang Angina pectoris gehabt haben, muß aber dabei nie einen Myokardinfarkt oder andere Schädigungen erlitten haben, die zu Herzerweiterung oder Versagen des linken Ventrikels und damit zu Dyspnoe geführt hätten. Daher ist es immer zu empfehlen, bei Kurzatmigkeit erst sorgfältig nach einer anderen als einer kardialen Ursache zu fahnden. Sie findet sich nämlich gern in einer chronischen Bronchitis oder einem Emphysem.

In seltenen Fällen ist es schwierig, das Herz als Ursache einer Dyspnoe völlig auszuschließen. Dann ist es nicht nur erlaubt, sondern geradezu geboten, therapeutisch zu testen. Wenn Digitalis, Kochsalzbeschränkung oder Quecksilberdiuretica rasch wirken, d. h. innerhalb von 3 Tagen und dadurch die Dyspnoe zum Verschwinden gebracht wird, kann in unklaren Fällen mit gutem Recht das Herz zumindest für einen Teil der Atembeschwerden verantwortlich gemacht werden – vorausgesetzt, daß man eine zufällige Besserung mit ziemlicher Sicherheit ausschließen kann.

Die tiefe, seufzende Atmung des Patienten mit neurozirkulatorischer Dystonie, seine gewohnheitsmäßige Hyperventilation, kann Ohnmachten und andere Erscheinungen hervorrufen, die den Patienten erschrecken. In solchen Fällen ist es zuweilen gut, ihm die relative Harmlosigkeit dieser Symptome vor Augen zu führen, indem man ihn bei der ersten Konsultation auffordert, nun einmal bewußt – in Gegenwart des Arztes – zu hyperventilieren.

Die unangenehmste Art von Atemnot, die sich noch dazu ganz plötzlich einzustellen und den Betroffenen oft nachts zu wecken pflegt, ist die Dyspnoe, mit der das Lungenödem einhergeht. Das Atemgeräusch kann dabei rasselnd und pfeifend sein, es muß aber nicht diesen Charakter haben. Wenn ein schweres Herzleiden zugrunde liegt, spricht man in solchen Fällen von Herzasthma. Trotzdem kann ein Lungenödem samt hochgradiger Dyspnoe und Orthopnoe auch bei einem schwer

Herzkranken einmal von etwas anderem herrühren: am häufigsten von einer akuten Pulmonalembolie. Ferner kann ein Lungenödem mit seiner beängstigenden Atemnot durch eine Pulmonalembolie auch bei einem Herzgesunden auftreten, es kann auch noch ganz andere Ursachen haben, wie z. B. nur eine Thoraxpunktion.

Für die Diagnose der akuten Lungenembolie sollten einem folgende Anhaltspunkte immer gegenwärtig sein: Ein plötzlicher Anfall von Atemnot, mit oder ohne Husten bzw. Asthmageräuschen. Auftreten besonders nach einer Operation oder bei Patienten mit chronischen Herzleiden und dekompensiertem Kreislauf. Gleichzeitig besteht eine beträchtliche Tachykardie. Dazu kommt leichtes bis mäßiges Fieber sowie eine Leukozytose. Dieser Befund ist häufig bei Pulmonalembolie mit Infarkt. Wenn es nicht zur Ausbildung eines Infarktes kommt, kann das Fieber fehlen. Wenn aber schon vorher eine Herzinsuffizienz mit Stauung im kleinen Kreislauf bestand, ist ein Infarkt um so wahrscheinlicher. Eine Haemoptoe von reichlichem oder geringerem Ausmaß kann damit einhergehen. Je nachdem wie ausgeprägt die Dilatation und die Anoxie des rechten Ventrikels ist, sind auch die Anzeichen des akuten Cor pulmonale. Dabei konnten wir in etwa 10 % der Fälle (vorwiegend bei größeren Embolien) einen elektrokardiographischen Befund erheben: Er besteht im Auftreten bzw. charakteristischer Vertiefung der S-Zacke in Ableitung 1 und der Q-Zacke in Ableitung 3, vergrößerten R-Zacken in den Ableitungen V_2 und V_3 und negativem T oder Vertiefung des negativen T in Ableitung 3, aVF, V_2 und V_3.

Die Diagnose Pulmonalembolie liegt sehr nahe, wenn in letzter Zeit auf Grund einer Venenthrombose ein Bein des Patienten angeschwollen war oder bei einer beidseitigen Schwellung ein asymmetrisches Ödem aufgetreten ist. Selbst gleichmäßige Ödeme beider Beine können einen wichtigen Hinweis bilden, wenn keine andere Ursache, wie z. B. eine Stauungsinsuffizienz des Herzens, vorliegt. Nach einer Beinvenenthrombose sollte man immer fahnden. Man kann sich dabei aber auch sehr täuschen, weil sie ebenso ohne jegliche Schwellung vorhanden sein kann. Das HOMANsche Zeichen, im deutschen Schrifttum als PAYRsches Zeichen bekannt (Schmerzen in der Wade bei Dorsalflexion des Fußes) wie auch die Druckempfindlichkeit der Waden selbst geben an sich einen guten Hinweis, auf den allerdings nicht immer Verlaß ist. Natürlich kann es auch vorkommen, daß einmal gleichzeitig eine Beinvenenthrombose mit entsprechender Schwellung vorhanden ist und doch ein akuter Atemnotsanfall auf andere Ursachen als auf eine Embolie zurückzuführen ist.

Ein weiteres, allerdings seltenes Zeichen, das bei Kreislaufdekompensation mit Leberstauung auf das Bestehen eines größeren Pulmonalinfarkts hinweist, ist das Auftreten einer Gelbsucht. Sie rührt daher, daß ein zu reichliches Blutfarbstoffangebot nicht rasch genug eliminiert werden kann.

Zu den anderen, nicht kardial bedingten Ursachen einer schlagartig sich entwickelnden Dyspnoe zählen der Spontanpneumothorax, die akute Pleuritis oder Perikarditis (wobei die Atmung gewöhnlich sowohl schmerzhaft als erschwert ist) und das intramurale Haematom oder die Ruptur der Aorta. Auf diese Krankheitsbilder wird in dem Kapitel vom Schmerz noch näher eingegangen.

Kardiale Ursachen einer Dyspnoe, sei sie nun akut oder chronisch, gibt es im wesentlichen zwei: Versagen des linken Ventrikels auf Grund von *Herzmuskelschwäche* und die Mitralstenose, bei der eine Klappenverengung vorliegt. Es kann sich auch um eine Mitralinsuffizienz oder um eine Kombination von beiden handeln, jedenfalls um *mechanische Faktoren*.

Der linke Ventrikel hat viel häufiger primär unter pathologischer Belastung zu leiden als der rechte. Daher sollte man jeden Patienten mit chronischem Hochdruck, chronischer Aortenklappenerkrankung oder Myokardinfarkt (frischem oder schon länger zurückliegendem) sorgfältig auf bestimmte Zeichen eines Versagens des linken Ventrikels, die ich hier wieder einmal als Schlüssel bezeichnen möchte, beobachten. Es sind: Kurzatmigkeit bei geringer Anstrengung oder unvermittelt aus der Ruhe heraus, Galopprhythmus über der Spitze, Akzentuation des zweiten Pulmonaltons und Pulsus alternans. Wenn diese Zeichen auftreten, muß die Behandlung der Herzinsuffizienz sofort eingeleitet werden.

Versagen des rechten Ventrikels ruft keine Atemnot hervor, bis das Geschehen weit genug fortgeschritten ist. Zu diesem Zeitpunkt ist die Atemfläche der Lungen von einem Stauungserguß oder einer vergrößerten Leber und einem Ascites, der die Zwerchfelle hochdrückt, eingeschränkt, es sei denn die mangelhafte zerebrale Durchblutung begünstige das Auftreten von CHEYNE-STOKESscher Atmung, führe zu einer weniger stabilen Periodizität und erschwere die Atmung überhaupt.

Schlagartig einsetzende Dyspnoe bei Mitralstenose bevor der rechte Ventrikel versagt, kann übrigens auch eine extrakardiale Ursache haben, z. B. eine Pulmonalembolie. Aber gewöhnlich ist die Atemnot die Folge eines plötzlichen Lungenödems, das auf Grund der Verengung des Mitralostiums auftritt, durch die das Blut, das die Lunge passiert, daran gehindert wird, schnell genug das Herz zu durchströmen.

Wie eine plötzliche Anstrengung zum raschen Versagen des linken Ventrikels oder bei Vorliegen einer Mitralstenose zu einer Lungenstauung führen kann, so kann auch irgendein akutes Geschehen, wie ein Myokardinfarkt oder eine Pulmonalembolie, diese Wirkung haben. Aber ein ebenso häufiger wie wichtiger Auslösungsfaktor des Ventrikelversagens, das wiederum das akute Lungenödem im Gefolge hat, ist doch die paroxysmale Tachykardie vom Vorhof- oder Kammertyp bzw. das paroxysmale Vorhofflimmern. Ein plötzlicher Anstieg von 60 auf 80, wie von 80 auf 150 Schläge, bildet häufig eine zu große Belastung für die beschränkte Reserve des linken Ventrikelmyokards oder des Lungenkreislaufes. Da es jedoch Mittel gibt, solche Arrhythmien – oder doch die Kammerfrequenz – zu regularisieren, ist es von größter Wichtigkeit, sich über die Herzfrequenz durch Untersuchung, Beobachtung oder elektrokardiographische Registrierung zu informieren. Damit hat man dann wieder einen Schlüssel zum Verständnis der Situation beim Lungenödem in der Hand.

Die Lage des Herzens im Körper übt einen wichtigen Einfluß auf die Atmung aus. Auf einen kurzen Ausdruck gebracht, steckt dieser Satz eigentlich in dem jedermann geläufigen Begriff der Orthopnoe, was wörtlich ja nur „Atmen in aufrechter Haltung", bedeutet. Letztere wird von dem Kranken, den eine Atemnot befällt, unwillkürlich eingenommen, weil sie ihm Erleichterung gewährt. Das kann man aber bei Dyspnoe verschiedenster Genese beobachten, so daß dieser Haltung allein wenig diagnostische Bedeutung zukommt. Sie wird fast stets bevorzugt, wenn schwere Kurzatmigkeit nach Anstrengung oder mäßige Kurzatmigkeit in der Ruhe besteht. Sie erklärt sich daraus, daß bei aufrechter Haltung eine größere Atemfläche zur Sauerstoffsättigung des Blutes zur Verfügung steht. Eine interessante Variante der Orthopnoe ist die Position, die manche Kranke, besonders solche mit Herzbeutelerguß oder sehr großem Herzen, einnehmen: sie fühlen sich am wohlsten dann, wenn sie sich vorn überlehnen können, wobei der Brustkorb häufig auf ein paar Kissen oder auf einem Bettisch ruht. Manche Patienten, die auf dem Rücken oder der Seite nicht ruhig atmen können, stellen fest, daß es besser geht, wenn sie auf dem Bauch liegen. Es ist daher gut, in der entsprechenden Situation an diese Tatsache gleich anfangs zu denken, die Wirkung einer anderen Lage zu erproben und so vielleicht therapeutisch davon Gebrauch zu machen. – Schließlich ist die *Hockstellung* gut bekannt, die von Kindern mit angeborenen Herzleiden, speziell dem morbus caeruleus (d. h. dem zyanotischen Typ des angeborenen Fehlers) gern eingenommen wird. Sie hilft wahrscheinlich, weil das betreffende Kind sich in dieser Position ausruhen kann. Kinder finden jedenfalls in dieser Stellung rasch eine ziemliche Erleichterung, aber für

Erwachsene ist sie unbequem und das Aufsitzen im Stuhl besser geeignet.

Ein weiterer, wichtiger Typ der Dyspnoe, der mehr auf mangelnder zerebraler Durchblutung als auf Herzinsuffizienz selbst beruht, besteht in der abwechselnd apnoischen und hyperpnoischen Atmung nach CHEYNE-STOKES. Eine Kombination von zerebraler, vaskulärer, kardialer und renaler Insuffizienz führt besonders gern zu diesem Atemtyp. Sie wird hervorgerufen vom Stimulus des wechselnden Kohlensäureüberangebots und Kohlensäuremangels im Blut sowie dem Absinken der Sauerstoffsättigung. Wegen der langen Atempausen ist dieser Zustand für den Beobachter oft ebenso beunruhigend wie für den Patienten. Dabei hat er noch die Tendenz, sich bei Nacht zu verschlechtern und wird von Opiaten oder Sedativa ungünstig beeinflußt. Abhilfe kann besonders durch intravenöse oder rektale Gaben von Euphyllin geschaffen werden.

Auf der Suche nach der Ursache von Atembeschwerden geben *Durchleuchtung und Röntgenaufnahme* von allen technischen Methoden bei weitem am besten Aufschluß. Zunächst einmal können wir damit schwere Erkrankungen der Lunge selbst, etwaige intrathorakale Tumoren feststellen oder ausschließen. Weiter lassen sich Hydrothorax, Pneumothorax, Emphysem, diffuses oder lokalisiertes Pulmonalödem bzw. Infarkte erkennen. Darüber hinaus können wir das Herz auf Größe, Lage und Aktion hin beurteilen sowie über Vorhandensein oder Fehlen eines ausgedehnten Perikardialergusses bzw. einer Einpanzerung des Herzens klar werden. Im Hilusschatten stellen sich die hauptsächlichsten Lungenvenen und -arterien dar. Man bekommt rasch Aufschluß mit Hilfe von ein paar Faustregeln, von denen zwei bereits weiter oben im Kapitel angeführt waren:

1. Dyspnoe kann einem Myokardversagen dann nicht zugeschrieben werden, wenn der Herzschatten klein oder normal groß ist.

2. Ein tiefstehendes Zwerchfell, das sich bei der Atmung wenig bewegt, ist ein Zeichen von Emphysem, das schon allein eine Dyspnoe verursachen kann, ob das Herz nun krank ist oder nicht.

3. Wenn keine angeborenen Fehler, insbesondere kein Vorhofseptumdefekt und offener Ductus arteriosus vorliegen, so sind eine verstärkte Wölbung des Pulmonalbogens und verbreiterte Hilusschatten Beweise zugunsten der Diagnose: Versagen des linken Ventrikels oder Mitralstenose. (Die körperliche Untersuchung und das Elektrokardiogramm dürften die Entscheidung zwischen diesen beiden Möglichkeiten leicht machen). Damit wäre die Ursache der Dyspnoe geklärt.

4. Flüssigkeit, die ganz oder vorwiegend auf die linke Thoraxhälfte beschränkt ist, läßt darauf schließen, daß wahrscheinlich nicht ein Herzversagen, sondern irgendein anderer Faktor (z. B. Lungeninfarkt oder Lungeninfektion) für die Dyspnoe ursächlich in Frage kommt.

Das *Messen der Vitalkapazität* ist nur von Interesse beim Vergleich des Atemvolumens vom selben Patienten bei verschiedenen Gelegenheiten, hat aber keinen diagnostischen Wert. Es kann bei Kreislaufinsuffizienz, bei Flüssigkeit- oder Luftansammlung im Thorax und bei neurozirkulatorischer Dystonie vermindert sein. Die Bestimmung der Blutgase und des Blutdrucks in verschiedenen Abschnitten des Zirkulationssystems ist auch mehr von allgemeinem Interesse, hilft aber ebenfalls nicht viel weiter bei der Klärung der Diagnose, außer bei der Lösung des besonders verzwickten diagnostischen Problems der angeborenen Herzfehler. Hier erweisen sich die mit Herzkatheterisierung gewonnenen Daten von großem Wert. Dem Leser wird anheimgestellt, sich über diese Materie in umfangreicheren Büchern zu informieren, die sich bis ins einzelne mit der Analyse der angeborenen und erworbenen Herzfehler befassen.

Somit dürfte es klar geworden sein, daß es zahlreiche Schlüssel gibt, mit deren Hilfe wir trotz der Vieldeutigkeit des Symptoms Atembeschwerden herausfinden können, wie weit das Herz für diese Beschwerden verantwortlich und welche Behandlung angezeigt ist.

5. Kapitel

Schmerzen

Der Schmerz ist eines der wichtigsten und interessantesten Symptome der gestörten Herz-Kreislauffunktion. In der überwiegenden Mehrzahl der Fälle ist er einfach zu deuten, aber oft kann man zu keiner Klarheit darüber kommen. Dabei ist die richtige Analyse des Schmerzes für die Differentialdiagnose von größter Bedeutung. Zu allererst muß man wissen, daß einer der Gründe für die Kompliziertheit des Problems darin liegt, daß bei vielen Kranken zwei, drei oder noch mehr verschiedene Arten von Schmerzen auftreten. Jeder kann von einer besonderen Erkrankung oder Dysfunktion des Herzkreislaufsystems ausgehen, und dabei sind die Schmerzen doch einander in bezug auf Lokalisation, Charakter oder sonstige Merkmale oft sehr ähnlich. Man muß sich auch darüber klar sein, daß ein Schmerz den anderen aufpeitschen, d. h. nicht auslösen, sondern verstärken kann. Die zusätzliche Zeit, die man zu einer diesbezüglichen Befragung oder einem Test benötigt, um die verwickelten Probleme, die mit dem Schmerz zusammenhängen, zu entwirren, ist bei der ersten Untersuchung eines Patienten gut angewandt. Man kann sich dadurch ersparen, daß man wochen- oder monatelang im Dunkeln tappt, viele unnötige Röntgenaufnahmen und andere Prozeduren macht und eine zwecklose Therapie verfolgt.

Der Begriff des Schmerzes ist ja nun sehr umfassend und wird von verschiedenen Personen unterschiedlich interpretiert. Deshalb tut man gut daran, sich zu aller Anfang mit dem Patienten über die Einzelheiten der Definition zu verständigen. Manche Menschen nennen fast jedes Unlustgefühl einen Schmerz oder wenigstens schmerzhaft, während andere die Bezeichnung Schmerz auf eine scharfe, schneidende Sensation beschränken. Wenn sie ein dumpfes Mißbehagen spüren, sagen sie: „Mir ist nicht gut", „mir tut etwas weh", „es stimmt da drin nicht alles", usw. Eine ganze Anzahl meiner Patienten mit typischer Angina pectoris wiesen es zurück, überhaupt Schmerzen zu haben. Sie sprachen statt dessen von einem Druck, einem Erstickungsgefühl (was ja der wörtlichen Übersetzung des lateinischen angina entspricht), einem Gewicht auf der Brust oder gar von einer Atembeklemmung (dabei liegt ja bei diesem Leiden an sich keine Atemstörung vor). Wenn ein Patient nur darüber klagt, daß er „so schlecht Luft bekäme" und „der Atem so schwer ginge" und es dafür keinen ersichtlichen Grund gibt, muß man ihn fragen, wo denn das Hemmnis stecke. Falls er die Hand auf das Brustbein legt, besteht der Verdacht, daß er eine Angina pectoris hat. Dann ist sie die Ursache dieser Symptome, die er als „Atembeschwerden" bezeichnet. Diese Erfahrung macht man oft. Deshalb soll sich der Arzt unter allen Umständen bei der Erhebung der Anamnese und der Klärung der Frage des Schmerzes – seinem Vorhandensein oder Fehlen – ausreichend Zeit nehmen.

Es gibt noch eine wichtige, die Sensibilität bzw. nervöse Sensitivität des Patienten betreffende Überlegung, die von grundsätzlicher Bedeutung ist. Man soll ja – nach einem viel zitierten Axiom – als Arzt nicht immer nur die Krankheit, sondern vor allem den von der Krankheit befallenen Menschen sehen. Das trifft insbesondere für die Symptomatik der Herz- und Kreislaufkrankheiten zu. Ein verhältnismäßig derber, unsensibler Mensch kann z. B. ziemlich heftig angeschlagen sein, ehe er sich krank fühlt, während ein sehr sensibler Patient schon beim Vorhandensein einer relativ geringfügigen Krankheit sehr elend ist. Ein anderer Mensch wiederum, mag er auch noch so sensibel sein, kann sich dazu erziehen, Schmerzen oder andere Symptome mit übergroßer Tapferkeit zu ertragen und dabei seine Krankheit vor Familie und Freunden, ja sogar vor dem Arzt verbergen, bis sie bereits weit fortgeschritten ist. Die Frage der Sensitivität und des Ertragenkönnens muß also vom Arzt ebenfalls bei der ersten Untersuchung sorgfältig studiert werden. Wie sich der Patient gibt, während er von der Krankheit berichtet, seine Art die Dinge darzustellen, seine Einstellung zur Krankheit und der Kommentar etwa anwesender Angehöriger sowie einige typische Befunde bei der körperlichen Untersuchung, geben diesbezügliche wichtige Hinweise. Der Patient kann z. B. offensichtlich ängstlich oder sehr nervös sein. Vielleicht zittert oder seufzt er, schwitzt bei der Untersuchung oder bekommt Herzklopfen. Seine Reflexe, besonders die Patellarreflexe, können gesteigert sein. Entweder übertreibt er seine Schmerzen ganz offenbar oder er bagatellisiert im Gegenteil seine Symptome. Die ganze Reaktionsweise des Patienten bei der Untersuchung ist jedenfalls ebenso wichtig wie die Einzelheiten der Krankheitsäußerungen selbst. Übrigens wird manchmal eine schwerwiegende Tatsache übersehen, nämlich, daß ein ausgesprochener Neurotiker auch einmal ernstlich an einem Herzkranzgefäßleiden erkrankt sein kann; aber die Erkrankung wird von Familie und Arzt in ihrer Schwere unterschätzt oder gar nicht beachtet, weil der betreffende Mensch immer schon sehr nervös und überängstlich, nicht selten sogar direkt hypochondrisch war. Darauf gilt es aufzupassen!

Von allen Schmerzen und unangenehmen Sensationen, die von Herzstörungen ausgehen, sind die durch *Koronarinsuffizienz* bedingten am wichtigsten, weshalb sie hier zuerst besprochen werden. Dabei sei gleich vorausbemerkt, daß Koronarinsuffizienz auch ohne Schmerzen vorkommt. Diese Tatsache läßt sich nicht leugnen, sie wurde aber zeitweilig überwertet. Bei manchen Patienten fehlt wirklich jede subjektive Bestätigung einer objektiv nachweisbaren akuten oder subakuten Koronarinsuffizienz. Diese Fälle sind jedoch verhältnismäßig selten. Es handelt sich dabei entweder um eine Maskierung der Schmerzen durch einen gleichzeitigen Schockzustand, wie das bei akuter Koronarthrombose oder postoperativ der Fall sein kann; oder der Schmerz wird wegen einer zu chirurgischen oder therapeutischen Zwecken angelegten Anästhesie nicht empfunden. Ja sogar ein Alkoholrausch, irgendein psychotischer Zustand, eine ausgedehnte Erkrankung des Zentralnervensystems, die eine Interpretation von Sensationen dieser Art erschwert oder unmöglich macht, kann die Ursache sein, daß eine Koronargefäßerkrankung für den Patienten symptomlos bleibt. Vielleicht ist der Betreffende auch nie entsprechend schweren seelischen oder körperlichen Belastungen ausgesetzt gewesen. Schließlich kommt es, wenn auch außerordentlich selten, tatsächlich vor, daß sich der Schmerz bei einem Menschen wegen eines ungewöhnlichen Mangels an Sensibilität nicht bemerkbar macht. Ein reinrassiger Neger soll ja z. B. bei Koronarinsuffizienz auch nicht die charakteristischen Symptome der Angina pectoris haben. Man müßte, um die Stichhaltigkeit dieser Behauptung prüfen zu können, darüber aber noch genauere Angaben haben, als bisher vorliegen. Jedenfalls habe ich gefunden, daß der Hauptgrund für die Feststellung, schmerzlose Koronarinsuffizienz käme verhältnismäßig häufig vor, einfach darin liegt, daß die Referenten es an Sorgfalt bei der Erhebung der Krankengeschichte der betreffenden Patienten haben fehlen lassen.

Bei der Mehrzahl meiner Patienten ist die Diagnose Koronarinsuffizienz leicht zu stellen und beruht auf dem Vorhandensein der charakteristischen Symptome der Angina pectoris. Ich möchte annehmen, daß da bei mindestens 90 % der Patienten bezüglich der Diagnose keine Schwierigkeiten bestehen. Bei ihnen erübrigt sich also das Suchen nach anderen Hinweisen und Schlüsseln.

Bekanntlich klagt der Patient im typischen Fall über einen Druck hinter dem Brustbein. Er kann oben, unten oder auch in der Mitte gelegen sein, wobei ein taubes Gefühl bis in beide

Schmerzen 33

Unterarme, meistens jedoch vorwiegend oder ausschließlich in die linke Seite ausstrahlen kann – nicht muß. Die unangenehme Sensation hält jedesmal ein paar Minuten an und kann charakteristischer Weise durch Anstrengung oder Aufregung ausgelöst, durch Ruhe oder Nitroglyzerin erleichtert werden. *Der Schmerz braucht nicht sehr heftig zu sein, ja, er ist sogar häufig gering und manchmal nur die Ahnung eines Schmerzes.* Nach meiner Erfahrung wird er nur selten von Todesangst oder Vernichtungsgefühl, das von früheren Autoren so häufig erwähnt wird, begleitet. Über ein derartiges Todesahnen haben mir eigentlich vorwiegend solche Patienten berichtet, die gar keine Angina pectoris hatten, sondern eher zur neurozirkulatorischen Dystonie tendierten. Geradezu ein Schlüssel für die Diagnose ist die Bewegung, mit der ein Patient den Sitz des Schmerzes angibt: Selten deutet er mit einem Finger auf irgendeine Stelle, sondern er legt die Handfläche oder sogar beide Hände vorn auf die Brust, und zwar unmittelbar auf das Sternum. Das ist typisch für Angina pectoris. Wenn die Hand auf die linke Brust, direkt über das Herz gelegt wird, so entspricht das eher den Beschwerden bei neurozirkulatorischer Dystonie. Wie bereits erwähnt, erinnere man sich daran, daß viele Patienten ihre Mißempfindungen überhaupt nicht „Schmerz" nennen, sondern andere Ausdrücke verwenden, um die Beklemmung oder das Erstickungsgefühl, worunter sie leiden, zu bezeichnen. HEBERDEN selbst bediente sich, als er die Bezeichnung 1768 prägte, dabei wohl mit Vorbedacht des griechischen Wortes für Erwürgen, zum Unterschied von dolor, dem Schmerz in anderen Ausprägungen.

Eine der interessantesten und wichtigsten Varianten bei der Angina pectoris, bzw. den von Koronarinsuffizienz herrührenden Sensationen, ist die Schmerzlokalisation im Rücken oder an gänzlich außerhalb des Brustkorbs gelegenen Orten. Für gewöhnlich fängt der Schmerz charakteristisch substernal an und strahlt dann in den linken Arm bis ins Handgelenk und meistens auch die Hand aus, oder der Schmerz im Arm tritt in dieser Reihenfolge zum Herzschmerz dazu. Zuweilen wird auch der rechte Arm und der Nacken, der Kiefer, die Zähne, der Rücken und (selten) die obere Bauchregion davon ergriffen. Ausstrahlungen substernaler Schmerzen in Kiefer und Zähne sprechen sehr stark für eine Angina pectoris. Ich selber habe nie ein Ausstrahlen bis in den Unterbauch und die Beine oder das Auftreten von Schmerzen in dieser Region beobachtet, jedoch konnte ich sie gelegentlich in den Flanken feststellen. Manchmal kann sich die Ausstrahlung auch umkehren und scheinbar außerhalb der Brust ihren Ursprung nehmen, aber sie kehrt dann zum substernalen Bezirk zurück. In sehr seltenen Fällen ist der Schmerz vollständig auf einen oder mehrere dieser außerhalb des Brustkorbes gelegenen Punkte beschränkt, und dann kann die Diagnose sehr erschwert sein. Hinzuzufügen ist, daß die Diagnose Koronarinsuffizienz durch die in den linken Arm ausstrahlenden Schmerzen keineswegs festliegt, da es hierfür auch andere Ursachen gibt.

Die wichtigsten Hinweise auf das Bestehen einer Koronarinsuffizienz sind das Auftreten von Schmerzen bei schnellem Gehen oder Steigen (wobei die vom Schmerz ergriffenen Partien, Nacken, Schulter, Arm, Handgelenk nicht etwa übermäßig bewegt wurden) und seine rasche Beseitigung durch Nitroglyzerin. Man hat auch beobachtet, daß die Schmerzen durch Druck auf den Karotissinus und damit Verlangsamung der Herzschlagfolge zum Verschwinden gebracht werden können. Wenn sie lediglich durch Bewegungen im Stand und nicht durch rasches Gehen hervorgerufen werden, so kann man sie nicht auf Koronarinsuffizienz zurückführen. Eine sich auf so ungewöhnliche Art äußernde Angina pectoris entpuppt sich schließlich als eine alte, banale Verletzung oder irgendein früheres Trauma in dem schmerzenden Bereich. Es kann sich dabei z.B. um eine Prellung oder Zerrung, um eine prolabierte Zwischenwirbelscheibe, um Arthritis, Bursitis oder – um eine hochgradig infizierte Zahnwurzel handeln. In diesen Fällen kann sich der Schmerz im vegetativen System ausbreiten, bzw. bis zu der betreffenden Stelle ausstrahlen.

Zwei weitere Beobachtungen über das Wesen der Angina pectoris sind noch von besonderem Interesse. Einmal tritt sie am häufigsten zu Beginn des Tages auf (z. B. gleich nach dem Frühstück beim Gang nach der Garage, zum Bus oder zum Zug), oder die Schmerzen stellen sich zu Beginn einer körperlichen Anstrengung ein, während die physiologische Gefäßerweiterung, die später eintritt, Schutz dagegen bietet. Die andere Beobachtung ist die, daß sich bei einer erheblichen Koronarinsuffizienz die anginösen Beschwerden besonders beim Niederlegen am Abend melden oder den Patienten bald nach dem Einschlafen wecken. Man spricht dann von *Angina pectoris decubitus*. Diese Form bedarf besonderer Beachtung und Behandlung. Man muß den Schmerz jedoch sorgfältig von demjenigen zu unterscheiden suchen, der durch eine Hiatushernie hervorgerufen wird. Dabei werden die Beschwerden allerdings durch Gehen nicht ausgelöst sondern im Gegenteil oft erleichtert.

So gibt es zahlreiche Schlüssel, mit deren Hilfe man das Vorliegen einer Angina pectoris ausschließen kann. Davon sind folgende zu nennen: 1. Ein dolch- oder nadelstichähnlicher Schmerz. 2. Ein klopfender Schmerz. 3. Sehr kurz dauernder, etwa nur wenige Sekunden anhaltender Schmerz. 4. Sehr lange anhaltender Schmerz von halbstündiger oder noch längerer Dauer – wenn nicht eine Koronarthrombose oder eine Dauerbelastung vorliegt, wie eine ununterbrochene Anstrengung, Aufregung oder Tachykardie (besonders vom paroxysmalen Typ). 5. Die Beschwerden werden durch Essen verursacht oder treten in der Ruhe beim Sitzen auf, nicht aber – beim gleichen Patienten – bei Anstrengung oder beim Niederlegen in Rückenlage. 6. Nachlassen der Schmerzen bei Anstrengung. 7. Die Schmerzen werden durch leichten bis mäßigen Gebrauch der Arme, besonders beim Hochschwingen eines Armes in schneller Gangart hervorgerufen. 8. Entstehung oder Verstärkung des Brustschmerzes beim tiefen Atemholen. Und 9. Lokale Druckempfindlichkeit und 10. Gleichzeitiges Auftreten einer Reihe von Begleitsymptomen, wie Herzklopfen, Seufzeratmung, Schwindel und Schwäche. Im allgemeinen ist das Vorliegen einer Koronarinsuffizienz um so unwahrscheinlicher, je zahlreicher die Beschwerden sind.

Die krankhaften Zustände, die sich durch die oben aufgezählten (eine Angina pectoris ausschließenden) Symptome bemerkbar machen, möchte ich hier auch kurz erwähnen: a) Verdauungsstörungen, besonders Oesophagusspasmen und Kardiospasmen (die nicht nur eine Angina pectoris vortäuschen, sondern diese auch manchmal komplizieren können), b) Prellungen, Zerrungen, Arthritis, Bursitis und andere pathologische Befunde im Bereich der Brustwand, der Wirbelsäule, der Schultern und des Halses, c) neurozirkulatorische Dystonie, d) Neuritis, z. B. bei Herpes zoster und e) Perikarditis. Dem Erfahrenen genügt die körperliche Untersuchung des Patienten und die geschickte Fragestellung, um die einzelnen Symptome richtig zu deuten und die Differentialdiagnose zu klären. Erst danach wird man seine Zuflucht zu Laboratoriumsuntersuchungen und natürlich zum Elektrokardiogramm nehmen.

Es wird bestimmt häufiger fälschlich eine Angina pectoris diagnostiziert und irgendein anderer pathologischer Zustand als Koronarinsuffizienz bezeichnet, als das Umgekehrte der Fall ist. Ein Kardiospasmus, z. B., der durch einen irritablen Oesophagus und Magen bedingt ist, verursacht oft substernale Beschwerden, die einer Angina pectoris bezüglich der Lokalisation, des Schmerzcharakters und der Dauer ihres Anhaltens zum Verwechseln ähnlich sein können. Aber die Umstände ihres Auftretens sind andere! Auch sind die Schmerzen offensichtlich nicht völlig identisch, da es eine ganze Anzahl Patienten gibt, die Kardiospasmen und Angina pectoris haben und die Schmerzanfälle durchaus auseinanderhalten können. Oft leidet ein Patient an dieser Störung im Ablauf des Verdauungsakts viele Jahre seines Lebens hindurch in wechselnder Stärke. Manchmal tritt eine Besserung ein oder die ganze Sache ist sogar behoben, wenn der Patient das Rauchen aufgibt oder von nervösen Belastungen befreit wird. Zuweilen lassen sich die vom Kardiospasmus herrührenden Beschwerden durch ein kräftiges Aufstoßen von Luft beheben. Wenn ein Anfall von Angina pectoris mit einem Kardiospasmus einhergeht oder dessen Ursache ist, können die pektanginösen Beschwerden ungewöhnlich lange anhalten und der Patient hat erst Erleichterung, wenn er aufstoßen kann.

Schmerzen, die durch irgendwelche Affektionen des knöchernen Skeletts, der Gelenke, Muskeln oder Schleimbeutel bedingt sind, können das Bild verschleiern, besonders dann, wenn sich diese Schmerzen gerade substernal oder linksseitig in Schulter und Arm manifestieren. Es gibt da wieder mehrere Schlüssel, um die Ätiologie solcher Schmerzen zu klären. Wie bereits oben erwähnt, löst Bewegung des befallenen Gliedes gewöhnlich die Schmerzen aus oder z. B. eine bestimmte Lage nachts im Bett. Druckempfindlichkeit über der Schmerzstelle bildet auch einen deutlichen Beweis gegen das Vorliegen einer unkomplizierten Angina pectoris. Ebenso sprechen Steifheit eines Gelenks, des ganzen Armes oder Halses dagegen.

Noch eine wichtige Frage: woher rühren diese Schäden? Vielleicht hat der Patient einmal einen Unfall gehabt oder sich eine Muskelzerrung zugezogen. Die Arthritis kann zuerst in anderen Gelenken aufgetreten sein. Es ist möglich, daß er durch die eine oder die andere Krankheit (z. B. auch einen Myokardinfarkt) zu längerer Bettruhe und Untätigkeit verurteilt war. Dadurch kann das sogenannte Schulter-Arm-Syndrom entstehen und die Rekonvaleszenz eines Patienten nach Koronarthrombose komplizieren. Bei meinen Herzkranzgefäßfällen war diese Komplikation allerdings selten. Sie steht übrigens nach meiner Ansicht in keiner engeren Beziehung zur Erkrankung der Koronargefäße selbst als zu jeder anderen Ursache langdauernder Ruhigstellung und Schonung eines Patienten. Vielleicht hat meine seit langem geübte Gewohnheit bei Koronarthrombose nur eine relativ kurze Bettruhe (nicht länger als drei Wochen) zu verordnen sich dahingehend ausgewirkt, daß solche Folgen hintangehalten wurden.

Die neurozirkulatorische Dystonie wird oft fälschlich für Koronarinsuffizienz gehalten, ebenso wie sie unberechtigterweise als Myokardinsuffizienz behandelt wird. Die Vielzahl und Verschiedenartigkeit der Beschwerden, die dabei geklagt werden, könnte einen förmlich verwirren, wenn nicht gerade darin auch wieder ein Hauptschlüssel zu der eigentlichen Diagnose läge. Der langanhaltende Herzschmerz unterscheidet sich aber doch sehr von demjenigen bei echter Angina pectoris, z. B. schon durch die gleichzeitig bestehende präkordiale Empfindlichkeit beim Abtasten oder Beklopfen. Wer allerdings den Patienten nur eilig untersucht und oberflächlich befragt, läßt sich diese einfache Unterscheidungsmöglichkeit nach Dauer, Charakter und Lokalisation der Beschwerden entgehen. Von sich aus gibt der Patient ja nur an, daß er Schmerzen vorn in der Brust habe, die durch Anstrengung oder Aufregung ausgelöst, bzw. verstärkt würden. Diese eine Gemeinsamkeit mit der Angina pectoris braucht aber nicht zum Anlaß einer Fehldiagnose zu werden. Das Hervortreten dieses Beschwerdekomplexes aus dem Gesamtbild der neurozirkulatorischen Dystonie hat ihm schon vor langem die Bezeichnung Anstrengungssyndrom eingetragen. In den meisten Fällen von neurozirkulatorischer Dystonie wird aber weniger über Brustschmerzen als über Atembeschwerden geklagt, wovon schon im vorhergegangenen Kapitel unter Hinweis auf den seufzenden Charakter dieser Atmung die Rede war.

Erst ganz unten auf der Liste der differentialdiagnostischen Möglichkeiten bei Angina pectoris rangiert die echte Neuritis im Brust- oder Armbereich. Entzündliche Vorgänge an den Nerven, Druck auf die Wurzeln und toxische Neuritis machen Beschwerden, die sich in der Regel leicht von einer Angina pectoris unterscheiden lassen. Der Schmerz ist nämlich selten ausgesprochen substernal. Er ist scharf und pulsierend, wie etwa der Zahnschmerz, hält lange an, kommt und geht aber dazwischen immer wieder in raschem Wechsel. Die sehr unangenehmen Schmerzen bei Herpes zoster können, wenn sie linksseitig auftreten, viel eher mit den Schmerzen bei Koronarthrombose verwechselt werden, namentlich was Dauer und Heftigkeit angeht. Doch ist ihre Lokalisation eine andere. Die schmerzende Zone erstreckt sich weit mehr nach rückwärts und hat einen schmalen, bandähnlichen Verlauf. Das Elektrokardiogramm ist dabei natürlich ohne Besonderheiten. Nun handelt es sich beim Herpes zoster um eine ziemlich seltene Erkrankung. Wenn man Schmerzen im Brustkorb damit erklären möchte, kommt einem manchmal das Auftreten von dicht beieinander stehenden Herpesbläschen auf der Haut zu Hilfe, woran man ihn erkennt. Danach muß man im Verfolg des diagnostischen Zieles immer Ausschau halten. Die Diagnose „Interkostalneuralgie" sollte – wenn überhaupt – nur mit äußerster Zurückhaltung gestellt werden. Unter dieser Bezeichnung laufen so manche andere, teils harmlose Sachen, wie eine Muskelzerrung, die sehr einfach und ohne viel Mühe zu diagnostizieren wären. Im allgemeinen bedeutet der Ausdruck nichts, außer dem Geständnis des Nichtwissens, das besser irgendwie anders, z. B. mit „Brustschmerzen unbekannten Ursprungs" ausgedrückt wäre.

In einem früheren Abschnitt dieses Kapitels habe ich die Schmerzen bei *akuter Koronarthrombose*, die durch Anoxie des Herzmuskels oder Infarkt bedingt sind und die Beschwerden, die bei Angina pectoris auftreten, besprochen. Sie sind sich tatsächlich sehr ähnlich. Ein Unterschied besteht aber z.B. darin, daß die Schmerzen bei Koronarthrombose länger anhalten und häufiger zum Kollaps führen. Es kommt allerdings – wenn auch nicht häufig – bei Angina pectoris auch manchmal zu völliger Prostration. PARRY beschreibt 1799 bereits einen solchen Zustand, den er Synkope anginosa nennt. Sehr selten kollabiert ein Patient bei einem Angina-pectoris-Anfall. Das ist dann wohl auf das plötzliche, steile Abfallen des Blutdrucks zurückzuführen. Nebenbei bemerkt ist es möglich, bei einem zu Ohnmachten neigenden Menschen durch Verabreichung einer Durchschnittsdosis Nitroglyzerin (0,0006 Gramm) eine Ohnmacht auszulösen. Bei dem Patienten mit akuter Koronarthrombose kommt es ja im Gegensatz dazu oft vor, daß er in einen Schockzustand gerät und der Blutdruck scharf abfällt. In vereinzelten Fällen ereignet sich allerdings auch das Umgekehrte, nämlich daß der Druck in die Höhe schnellt, wobei die Schmerzen wahrscheinlich eine pressorische Wirkung ausüben.

An dieser Stelle sollen wieder einmal einige Schlüssel erwähnt werden, die zur Unterscheidung der Koronarthrombose von drei anderen Krankheitsbildern dienen können, die ihr in bezug auf Schwere und plötzliches Einsetzen der Erscheinungen sehr ähnlich sind. Da ist zunächst die *Pulmonalembolie* zu nennen. Obwohl dabei auch ein Präkordialschmerz auftreten kann, besonders wenn von vornherein die koronare Durchblutung mangelhaft war, so gibt es doch Unterscheidungsmerkmale: Wenn es sich um eine Embolie handelt, kommt es zu einem scharfen Anstieg von Puls- und Atemfrequenz. Dazu tritt Fieber. Weiter gehören dazu die Anzeichen von seiten der Lunge, wie umschriebene Dämpfung und örtliche Rasselgeräusche, der röntgenologische Nachweis von Atelektasen oder Narbenbildung. In einigen Fällen lassen sich auch die für das akute Cor pulmonale typischen Veränderungen im Elektrokardiogramm nachweisen. Später tritt der pleuritische Schmerz, Reibegeräusche und manchmal eine Druckempfindlichkeit über dem Ort des Pulmonalinfarkts hinzu. Natürlich können auch beide Geschehnisse zusammenfallen: die Pulmonalembolie kompliziert dann den akuten Myokardinfarkt und umgekehrt.

Das zweite bedrohliche Krankheitsbild, das vom Myokardinfarkt unterschieden werden muß ist das *akute Abdomen,* wie es sich bei Passage oder Steckenbleiben eines Gallensteins, bei Magen-Darmdurchbrüchen (z. B. eines Ulcus pepticum), bei Mesenterialthrombose oder Embolie sowie beim Platzen eines Aneurysmas atherosklerotischen Ursprungs darbietet. Da die Symptome bei diesen Ereignissen aber fast alle auf die subdiaphragmatische Region hinweisen, dürfte es nur selten einen Irrtum geben. Gelegentlich brauchen wir aber doch alle Hilfsmittel, einschließlich der Elektrokardiographie, um sicher zu gehen. Dabei müssen wir wieder daran denken, daß Myokardinfarkt und akute abdominelle Ereignisse gleichzeitig auftreten können (ohne ursächlichen Zusammenhang). Besonders trifft das für Gallenblasenaffektionen und Myokardinfarkt zu. Ein durch Koronarinsuffizienz bedingtes Krankheitsbild, das man als Angina abdominalis bezeichnen könnte, gibt es nicht, wenn man nicht einen im Epigastrium lokalisierten Schmerzzustand ohne Ausstrahlung nach cranial oder caudal so nennen will; mit demselben Recht könnte man dann aber von einer Angina brachialis sprechen, weil manchmal der Schmerz bei Koronarinsuffizienz auf einen Arm lokalisiert ist. Freilich kann gelegentlich ein atherosklerotisches Aneurysma im Bauch Beschwerden machen und eine Verengung der Mesenterialarterien durch erhebliche sklerotische oder thrombotische Prozesse die Blutzufuhr zu den Eingeweiden derart herabsetzen, daß infolge der Anoxie schwerste Schmerzen auftreten, die man manchmal als Angina abdominalis bezeichnet hat. Daraus kann sich dann ein Darminfarkt entwickeln, mit oder ohne vollständigen thrombotischen Verschluß der Mesenterialgefäße.

Schließlich gehört in diesen Zusammenhang noch das *Aneurysma dissecans* der Aorta thoracalis, das ebenfalls vom akuten Myokardinfarkt unterschieden werden muß. Unvermitteltes Einsetzen quälender Schmerzen, die häufig am Beginn am stärksten sind, in der Regel in den Rücken und häufig die Wirbelsäule hinab in die Beine ausstrahlen, das Mitbetroffensein verschiedener Äste der Aorta, in denen auch Durchblutungsstörungen auftreten, das Fehlen elektrokardiographischer Veränderungen (es sei denn, die Koronarversorgung wäre auch durch Blutungen in die Wände der Koronararterien selbst gestört) und die größere Frühsterblichkeit beim Aneurysma dissecans der Aorta, – das sind alles unübersehbare Hinweise, die auf eine schwere Schädigung der Aorta deuten.

Wir kommen nun zu den entzündlichen Veränderungen im Bereich des Thorax, besonders zur *Pleuritis und Perikarditis.* Für gewöhnlich tritt ja erstere nicht mit letzterer zusammen auf, und die Schmerzen sind bei der Pleuritis in der Regel nicht präkordial, sondern mehr in den lateralen oder dorsalen Thoraxabschnitten lokalisiert. Akute Perikarditis bildet jedoch oft die Ursache präkordialer Schmerzen, die manchmal sehr heftig sein können und nicht selten mit pleuritischen Schmerzen (Pleuroperikarditis) zusammen auftreten. Dadurch kann das schwere Krankheitsbild, zumal wenn Fieber, Leukozytose und Veränderungen im Serienelektrokardiogramm hinzutreten, einem akuten Myokardinfarkt sehr ähnlich sehen. Hier heißt es, die Tatsachen sorgfältig gegeneinander abwägen! Ein Schlüssel zur Diagnose, der auf das Bestehen einer infektbedingten Perikarditis hinweist, ist das Ansteigen der Schmerzen bei tiefem Durchatmen. Eine solche Verschlimmerung beim Atmen ist bei akutem Myokardinfarkt selten, auch wenn perikardiales Reiben zu hören ist, das durch die Einbeziehung des Epikards in das Infarktgeschehen bedingt ist. In Ausnahmefällen geht der Infarkt, wenn das parietale Perikard und die benachbarte Pleura auch affiziert sind, mit einer ausgedehnten Perikarditis einher. Ein anderer Schlüssel für die Differentialdiagnose liegt in der Kürze des Zeitabstands vom Auftreten der Brustschmerzen bis zum Auftauchen von Fieber und Reibungsgeräuschen bei Perikarditis. Diese letzteren Symptome treten entweder unmittelbar nach den Brustschmerzen oder sogar gleichzeitig damit auf. In den meisten Fällen von akuter Perikarditis zeigt das Elektrokardiogramm allerdings auch Abweichungen von der Norm, die sich aber in der Regel von den typischen Veränderungen beim akuten Myokardinfarkt leicht unterscheiden lassen. (Siehe Kap. 12.)

Bislang beschränkte sich die Besprechung der Schmerzen, die vom Herzkreislaufsystem ausgehen können, auf diejenigen bei Koronarinsuffizienz, Koronarthrombose, Perikarditis und dissezierendem Aortenaneurysma. Es gibt auch tatsächlich darüber hinaus bezüglich Schmerzen an Herz und großen Gefäßen nur wenig Erwähnenswertes.

Brustschmerzen, die durch den Druck oder die Ruptur eines *Aortenaneurysmas* bedingt werden, sind wegen der starken Abnahme der Aortensyphilis an sich heute weit weniger an der Tagesordnung als noch vor einer Generation. Gewöhnlich kann man ein Aneurysma verhältnismäßig leicht an Charakter und Dauer der dabei auftretenden Schmerzen, besonders natürlich im Röntgenbild erkennen. Die Herzschmerzen bei *neurozirkulatorischer Dystonie* wurden bereits erwähnt. Wenn man deren Eigenart, die nie fehlenden Begleitsymptome und die ganze Persönlichkeit des Patienten mit in Betracht zieht, läßt sich die Diagnose immer ohne Schwierigkeiten stellen. In der Literatur werden manchmal Gefäßschmerzen der Lunge als Leitsymptom einer sogenannten *Angina hypercyanotica* erwähnt. Bei einer massiven Pulmonalembolie tritt ganz akut eine Überdehnung der Pulmonaliswände oder derjenigen ihrer Hauptäste ein. Vielleicht wird dadurch das quälende Unbehagen, das die extreme Dyspnoe unter diesen Umständen begleitet, mit verursacht. Freilich könnte in solchen Fällen – namentlich bei älteren Menschen mit ohnehin beschränkten Koronarreserven – teilweise auch die Anoxie oder Hypoxie des Herzmuskels an dem Beklemmungszustand schuld sein. Eine sehr seltene Ursache für den Brustschmerz stellt der Druck dar, der von einem Aneurysma der Pulmonalis ausgeht.

Zum Schluß dieses Kapitels soll noch eine andere wichtige Ursache für die typische Angina pectoris angeführt werden. In diesen Fällen rührt sie nicht von koronarer Atherosklerose oder Koronarverschluß her. Es ist nämlich auch möglich, daß Herzschmerzen, bzw. eine Angina pectoris, nahezu das einzige Symptom einer *Myokardkrankheit* rheumatischer oder sonstiger Genese sind. Vor kurzem sah ich z. B. einen Fall von sogenannter endomyokardialer Fibroelastosis mit sehr gewichtigem Herzen. Ich konnte den Verlauf fünfzehn Jahre verfolgen, bis der Patient im Alter von 71 Jahren an einem Schlaganfall starb. Während der ganzen Zeit hatte er immer wieder die absolut typischen Angina-pectoris-Anfälle nach Anstrengungen, und langsam hatte sich ein linksseitiger Schenkelblock herausgebildet. Aber bei der Autopsie waren seine Koronararterien weit durchgängig und nur wenig atherosklerotisch verändert. Im Myokard fanden sich keine Infarktnarben. Zweifellos werden sich in manchen derartigen Fällen außerdem noch Verengungen der Koronargefäße finden, aber sie reichen nicht hin, um die Schmerzen zu erklären. Alle diese Fälle haben etwas gemeinsam, bei manchen kommt aber noch etwas Besonderes hinzu: Der Herzmuskel hat eine Extrabelastung, aber er ist nicht kräftig genug, sie mit dem vom Koronarsystem zur Verfügung gestellten Sauerstoff, der für einen kräftigeren Muskel oder eine geringere Belastung ausreichen würde, zu bewältigen. Darin liegt wahrscheinlich die Erklärung für das Auftreten der anginösen Zustände. Man kann also feststellen, daß oft die Vergrößerung des linken Ventrikels oder sogar die gesamte Hypertrophie nicht hinreicht, um die Belastung eines schweren Hochdrucks, ausgedehnter Myokardnarben oder eines Aortenfehlers (Stenose oder Insuffizienz) ohne vermehrte Sauerstoffzufuhr zu tragen. Bevor das eigentliche Myokardversagen und die Stauung in den Lungen oder im großen Kreislauf auftritt, stellen sich erst die besagten Beschwerden ein.

Sobald aber einmal das Myokard versagt, lassen die Anzeichen der Koronarinsuffizienz nach, obwohl am Wendepunkt von einem Tag auf den anderen beides sich bemerkbar machen kann. Das ist der typische Ablauf der Ereignisse, ob sich die Angina pectoris nun infolge der Verlegung einer Koronararterie oder infolge der oben beschriebenen, weit weniger häufigen Ätiologie entwickelt hat.

Der erwähnte zusätzliche Faktor besteht in einem besonders empfindlichen Nervensystem, das bei Aufregung oder Anstrengung sofort damit reagiert, daß Schlagfrequenz des Herzens und Blutdruck plötzlich heraufgesetzt werden und so die Belastung des Herzens noch zusätzlich erhöht wird. – Schließlich gibt es in manchen Fällen noch eine Ursache für das Auftreten von Angina-pectoris-Anfällen, ohne daß eine (bzw. höchstens eine unbedeutende) Verengung der Koronargefäße mit im Spiel ist, nämlich eine hochgradige Aortenklappenstenose. Sie ist gewöhnlich erworben und dann rheumatischen Ursprungs. Das Schlagvolumen ist dadurch empfindlich herabgesetzt und folglich auch die in die Koronarien abgegebene Blutmenge. So ist es zu verstehen, daß eine wichtige Ursache des plötzlichen Herztodes die hochgradige Aortenstenose darstellt.

6. Kapitel

Herzklopfen

Von den drei häufigsten kardialen Symptomen Atemnot, Schmerzen und Herzklopfen ist dieses eigentlich am unwichtigsten, und doch kommt ihm oft große Bedeutung zu, wenn es gilt, das plötzliche Auftreten eines der beiden erstgenannten zu erklären. Es trägt auch zur Entlarvung einer kardialen Neurose bei.

Man versteht unter Herzklopfen meist ein unliebsames Bewußtwerden des Herzschlags, mag es sich dabei nun um regelmäßigen oder unregelmäßigen Rhythmus, um ein rasches, langsames oder durchschnittliches Tempo der Herzaktion handeln. Es kommt bei gesunden und kranken Herzen vor. Sein Auftreten ist hochgradig abhängig von der Empfindlichkeit des betreffenden Menschen. So kann einem sehr sensiblen Individuum bereits eine relativ geringe Erhöhung der normalen Herzfrequenz *(Sinustachykardie)* äußerst unangenehm sein. Solch ein Mensch zuckt vielleicht bei einer völlig belanglosen Extrasystole oder vorzeitigen Kontraktion zusammen und läßt sich dadurch beängstigen. Ein Anfall von Tachykardie, der wohl lästig, im Grunde aber doch harmlos ist, erschöpft ihn vollständig. Einem weniger sensiblen Menschen hingegen wird vielleicht gar nicht bewußt, daß er Extrasystolen hat, ja, er merkt kaum, daß bei ihm eine beträchtliche Tachykardie vorliegt, mag sie nur anfallsweise oder dauernd bestehen. Das sind natürlich extreme Fälle, die meisten Menschen gehören jedoch zu der großen, mittleren Gruppe.

Ferner muß man sich bei der Untersuchung eines Patienten, der über Herzklopfen klagt, grundsätzlich darüber klar sein, daß gerade zu diesem betreffenden Zeitpunkt der Befund normal, d. h. der Herzschlag regelmäßig und die Frequenz gänzlich im Bereich der Norm sein kann, daß aber trotzdem, wie aus der Vorgeschichte eindeutig zu entnehmen ist, während einer bestimmten, vielleicht nicht lange zurückliegenden Periode, die durch Brustschmerzen, Atemnot, Schwächeanfälle und allgemeines Krankheitsgefühl gekennzeichnet war, eine Rhythmusstörung bestanden hat. Sie kann Sekunden, Minuten, Stunden, Tage oder Wochen gedauert haben. Bei oberflächlicher Befragung erfährt man nichts Genaueres darüber und läuft Gefahr, einen wertvollen Schlüssel zu übersehen. Dabei wird der Patient entweder einfach als Neurotiker abgetan oder fälschlich als schwer herzleidend betrachtet. Keine dieser extremen Auffassungen trifft aber das Richtige. Als Beispiel hierfür mögen zwei instruktive Fälle dienen, die ich während des 2. Weltkrieges zu sehen bekam. Beide hatten Anfälle von Herzjagen gehabt. Im ersten Fall konnte der Arzt, der wenige Stunden nach dem Anfall untersuchte, nichts Krankhaftes mehr feststellen. Nun betonte er dem Patienten gegenüber zu stark die als Beruhigung gedachte Versicherung, daß der Herzanfall nur in seiner Einbildung bestanden habe. Diese Auffassung rief den inneren Widerspruch und das Miß-

Herzklopfen

trauen des Patienten hervor, wodurch sich die bereits im Anzuge befindliche kardiale Neurose erst recht vertiefte. Ebenso verhängnisvoll war die Haltung des Arztes, der den anderen jungen Mann während eines Tachykardieanfalls zu Gesicht bekam: er verordnete nämlich deswegen sogleich längere Bettruhe sowie verschiedene Medikamente, die noch einige Zeit nach dem Anfall beibehalten werden sollten. Der Patient mußte glauben, daß er einen gefährlichen, ja nahezu tödlichen Herzanfall gehabt habe, und so wurde der Grund zu einer hochgradigen kardialen Neurose gelegt. – Vor ein paar Jahren hatte ich Gelegenheit, einen weiteren, ganz besonders mißlichen Fall dieser Art zu beobachten: Eine Frau in mittleren Jahren, die sich sonst guter Gesundheit erfreute, wurde wegen Morphinismus, dem sie bereits jahrelang verfallen war, ins Krankenhaus eingeliefert. Sie hatte in ihrer Jugend ein paarmal Anfälle von Herzjagen gehabt, bei deren Behandlung das Maß des Notwendigen offenbar weit überschritten worden war. Dabei bot sie keinerlei Anzeichen eines Herzleidens oder irgendeiner anderen Krankheit, außer der Morphiumsucht. Sie war gegen eine Erhöhung ihrer Pulsfrequenz um etwa zehn bis zwanzig Schläge – wie sie sich z. B. auch bei Gelegenheit der von mir vorgenommenen Untersuchung bei ihr einstellte – dermaßen „sensibilisiert" worden, daß sie dann vor Angst flehentlich nach ihrer Beruhigungsmedizin verlangte. Durch eine Entziehungskur konnte, wenn auch mit einigen Schwierigkeiten, ihre Gesundheit wieder hergestellt werden.

Der häufigste Typ von Herzklopfen besteht lediglich im Bewußtwerden eines kräftigen Herzschlags bei normalem Rhythmus, sei dieser nun rasch, langsam oder von durchschnittlichem Tempo. Diese Art Herzklopfen hat viele Ursachen: Aufregung, Fieber, Vergiftungszustände und die verschiedensten Traumen zählen dazu.

Am zweithäufigsten sind *Extrasystolen* oder *vorzeitige Herzkontraktionen*. Die Mehrzahl der Menschen mit gelegentlichen Extrasystolen ist nicht herzkrank. Gehäuftes Auftreten von Extrasystolen ist allerdings wieder typischer für den Herzkranken, als für den Herzgesunden. Auch mit zunehmendem Alter kommen sie häufiger vor. Die meisten Menschen merken die Rhythmusstörung, wenn sie das erste Mal auftritt, aber sie gewöhnen sich daran und nehmen die Extrasystolen nach einiger Zeit gar nicht mehr wahr, besonders wenn sie regelmäßig nach jeweils einigen Schlägen oder sogar bei jedem zweiten Herzschlag vorkommt. Was der Patient als Rhythmusstörung empfindet, ist entweder der vorzeitige Schlag selbst oder die Pause, die darauf folgt oder der postextrasystolische „Ruck" am Herzen. Manchmal werden auch vom Patienten alle drei Sensationen empfunden. Ich selber habe einmal etwa synchron mit einem vorzeitigen Schlag ein Völlegefühl im Halse gespürt, das zweifellos von der Blutwelle herrührte, die vom Vorhof heraufgeschleudert wird, wenn er sich zusammenzieht, während der Ventrikel selbst sich noch in Kontraktion befindet und die Trikuspidalklappe geschlossen ist. Manche übersensible Menschen empfinden Extrasystolen auch als schmerzhaft und befürchten, daß sie Anzeichen einer Angina pectoris oder eines anderen Herzleidens seien. Diese Angst kann man ihnen aber durch beruhigendes Zureden nehmen, wenn die unangenehmen Sensationen vielleicht auch fortdauern. Die Extrasystole selbst oder ein kräftiger post-extrasystolischer Herzschlag kann tatsächlich bei einem Menschen, der entsprechend disponiert ist, einen Schmerz auslösen, der bezüglich Lokalisation und Charakter demjenigen bei echter, durch Anstrengung ausgelöster Angina pectoris ungemein ähnlich ist. Aber der Unterschied liegt in der Dauer. – Es gibt so gut wie keinen Unterschied zwischen der Empfindung bei vorzeitigen Vorhofskontraktionen und Kammerkontraktionen. Letztere sind übrigens viel häufiger. Extrasystolen, die durch Bewegung hervorgerufen werden, trifft man eher bei Herzkranken an als Ruheextrasystolen. Wenn infolge vorzeitiger Kammerschläge die

Herzklopfen 49

R-Zacken in die voraufgehenden T-Wellen hineinfallen, so kann das eine prognostisch ungünstige Bedeutung haben, nämlich daß Kammertachykardie oder Kammerflimmern bevorsteht.

Weiterhin können Anfälle von Herzjagen durch die folgenden bekannten drei Arten von Herzrhythmusstörung bedingt sein: Paroxysmale Vorhoftachykardie, Vorhofflimmern und Vorhofflattern. Klinische Anzeichen zu ihrer Unterscheidung mögen auch von Nutzen sein, aber das Elektrokardiogramm ist doch bei weitem die beste Methode, um zu einer richtigen Diagnose zu gelangen. Die *paroxysmale Vorhoftachykardie* kommt oft vor, und man erkennt sie an ihrer Kürze. Sie dauert nämlich häufig nur ein oder zwei Minuten bis höchstens eine oder zwei Stunden. Sie *setzt plötzlich ein* (dieser Umstand wird von dem Betroffenen oft besonders gut beschrieben) und endet ebenso unvermittelt wieder. Die Beendigung des Anfalls wird allerdings dann nicht so deutlich vom Patienten bemerkt, wenn sich noch eine Sinustachykardie daran anschließt. Manchmal kann der Anfall durch Druck auf den Karotissinus schlagartig gestoppt werden. Bei einer Frequenz von 130 bis 180 ist übrigens die Schlagfolge so gut wie immer völlig regelmäßig. Diese Art von Tachykardie kommt am häufigsten beim Herzgesunden vor.

Vorhofflimmern ist eine echte Arrhythmie mit erheblichen Frequenzschwankungen, die in unbehandelten Fällen zwischen 130 und 180 liegen. Gewöhnlich hält sie Stunden, Tage und Wochen an oder ist überhaupt ein Dauerzustand und kann durch keine Maßnahme, außer durch spezifische Medikamente, insbesondere Chinidin, zur Norm zurückgeführt werden. Die Herzfrequenz ist bei Vorhofflimmern allerdings meist durch Digitalis unschwer zu beeinflussen, wenn weder eine Thyreotoxikose noch eine Infektion oder gar ein Infarkt vorliegt. Man muß aber so viel Digitalis geben, daß sich die Frequenz nicht nur in der Ruhe, sondern auch bei mäßigen Anstrengungen in erträglichen Grenzen hält. Vorhofflimmern tritt weit häufiger bei Herzkranken als bei Herzgesunden auf. Es ist die häufigste Komplikation bei Mitralstenose, kommt aber auch unter zahlreichen anderen Umständen, so z. B. anfallsweise bei Pulmonalembolie, vor.

Das *Vorhofflattern* steht mehr oder weniger in der Mitte zwischen den erwähnten beiden anderen Vorhofsarrhythmien, setzt aber ebenso urplötzlich ein. Die Schlagfolge ist dabei meist regelmäßig, die Zahl der Schläge liegt bei 150, wobei die Vorhöfe aber mit der doppelten Geschwindigkeit schlagen. Sie können aber gewöhnlich wegen des bestehenden 2:1-Blocks nur jeden zweiten Schlag auf die Kammer übertragen. Der Block kann bei Druck auf den Karotissinus infolge Vaguswirkung, durch Digitalisgaben oder auch spontan in eine andere, regelmäßige oder unregelmäßige Form übergehen. Die Verstärkung des Blocks bewirkt, daß nur jeder vierte, oder abwechselnd der dritte, vierte oder fünfte Impuls übergeleitet wird. Nimmt der Grad der Blockierung noch weiter zu, so kann die Tachykardie schließlich gar nicht mehr in Erscheinung treten, obwohl das Vorhofflattern endlos weitergeht. – Vorhofflattern kommt übrigens seltener vor als Flimmern oder paroxysmale Tachykardie. Es dauert in der Regel tagelang, manchmal auch nur Stunden – oder aber es hält jahrelang an.

Bei einem vierten Typ von paroxysmaler Tachykardie liegt der Ursprungsort in der Herzkammer *(ventrikuläre paroxysmale Tachykardie)*. Diese Form ist weit seltener und prognostisch oft sehr viel ernster als die anderen drei Typen, da sie häufiger mit einem Herzleiden, besonders koronarer Genese, verbunden ist. Die Tachykardie ist meist nur kurz, d. h. sie dauert Minuten bis Stunden, aber sie kann – ähnlich wie das auch bei den anderen Arten der paroxysmalen Tachykardie vorkommt – bei einem Herzkranken den Zusammenbruch der Koronarversorgung oder ein Myokardversagen auslösen. Die Frequenz liegt hierbei gewöhnlich zwischen 140 bis 180 Kammerschlägen pro Minute und tendiert zu leichter Unregelmäßigkeit. Immerhin benötigt man im allgemeinen ein Elektrokardiogramm, um sie von der paroxysmalen Vorhoftachykardie zu unterscheiden. Wegen der therapeutischen Konsequenzen ist es nämlich wichtig, diese Formen auseinanderzuhalten. So kommt z. B. im Falle einer ventrikulären Arrhythmie Digitalis nicht in Frage. Digitalisüberdosierung ist ja eine der Ursachen dieser Rhythmusstörung. Chinidin und Novocamid erweisen sich hingegen häufig als wirksam.

Ein weiterer, sehr seltener Typ von paroxysmaler Tachykardie ist jener, der vom Atrioventrikularknoten ausgeht. Er wird nodale a-v-Tachykardie genannt, kann jedoch lediglich durch Elektrokardiographie von der paroxysmalen Vorhoftachykardie unterschieden werden, der sie klinisch gleicht.

Auf der einen Seite stehen also die Patienten mit der Herzneurose, die durch Herzklopfen bzw. dessen unrichtige Behandlung entstanden ist und solche mit Extrasystolen und paroxysmalen Tachykardien ohne organisches Herzleiden, auf der anderen die wirklich – häufig sogar schwer – Herzkranken, bei denen Schmerzen und Atemnot durch eine Herzrhythmusstörung bedingt sind, ja, diese sogar zum Tode führt. Es kann sich dabei um eine regelmäßige oder unregelmäßige Form der Vorhof- oder Kammertachykardie handeln. Sehr oft klagen solche Patienten aber nicht über die unregelmäßige Herztätigkeit und können die Rhythmusstörung als solche wegen der weit unangenehmeren Schmerzen oder der schlagartig einsetzenden Atemnot, durch die sie überdeckt werden, auch gar nicht wahrnehmen. Für den Arzt ist es aber bezüglich Diagnose, Prognose und Therapie von größter Wichtigkeit, zwischen koronarer oder myokardialer Insuffizienz, bedingt durch Überanstrengung, Aufregung oder paroxysmale Tachykardie gleich welchen Typs und jener Insuffizienz zu unterscheiden, die hauptsächlich und bezeichnenderweise in der Ruhe auftritt. Deshalb muß man auch hier besonders sorgfältig nach Schlüsseln suchen, um das Wesen der Herzrhythmusstörung zu erfassen. Der Anfall kann natürlich bereits abgeklungen sein, wenn der Patient zum Arzt kommt, und daher sollte er eingehend über die einzelnen Sensationen befragt werden, die den Schmerzen oder der Atemnot vorausgegangen sind. Also z. B.: Hatte er vorher oder zu gleicher Zeit einen Anfall von Herzjagen? Wenn das Herz während des Schmerzanfalls rasch zu schlagen schien, ergibt sich die Frage, ob sich das Herzklopfen erst eine Weile nach Einsetzen der Schmerzen bzw. der Kurzatmigkeit einstellte und etwa mehr deren Folge als deren Ursache war. Wie rasch schlug das Herz wohl in Wirklichkeit? Meist kann der Patient darüber nicht im mindesten genaue Angaben machen, aber er weiß vielleicht, daß die Pulszahl ungefähr das Doppelte des Normalen betragen habe. Zuweilen ist es überhaupt nicht möglich, hierüber Aufschluß zu bekommen. Dann empfiehlt es sich, dem Patienten zu raten, beim Auftreten des nächsten Herzanfalls sofort den Arzt zu rufen. Dieser kann dann durch die Untersuchung oder besser noch mittels des Elektrokardiogramms feststellen, ob es sich um eine Rhythmusstörung handelt. Manchmal wird er gleich bei der ersten Gelegenheit eine Arrhythmie feststellen können, deren sich der Patient gar nicht bewußt ist.

Bei einer langanhaltenden Angina pectoris oder einem Lungenödem kann immer eine Tachykardie, möge sie nun von Vorhof oder Kammer ausgehen, ursächlich in Frage kommen. Sie ist geradezu ein Hauptschlüssel für die Klärung diagnostischer oder therapeutischer Probleme des Herzkreislaufsystems. Bei einem Individuum mit beschränkter koronarer Reserve kann allein schon durch sie ein Status anginosus herbeigeführt werden, der stundenlang anhält, ja der Anfall kann sich möglicherweise auf einen solchen Zeitraum erstrecken, daß man dabei schon an eine akute Koronarthrombose denken kann. Letztere muß man dann mit großer Sorgfalt diagnostisch auszuschließen suchen. Im Falle eines Status anginosus, der auf einer krankhaften Form der Tachykardie beruht, besteht die Therapie natürlich vorwiegend in einer Behandlung der Arrhythmie. Hier ist aber im Anschluß daran nur ein Ausruhen von wenigen Stunden nötig, statt der wochenlangen Bettruhe, wie sie bei einem Myokardinfarkt angezeigt ist. Wenn die Schmerzen während der paroxysmalen Tachykardie heftig sind, kann Morphium oder ein anderes Opiat wie bei der Koronarthrombose am Platze sein, indessen braucht man natürlich keine Antikoagulationstherapie einzusetzen. Obwohl hier das Elektrokardiogramm das Zustandekommen des Status anginosus aufdeckt, wird es unter Umständen nicht viel weiter helfen, wenn man nicht gleich Serien macht. Die zeitweilige Anoxie des Herzmuskels verursacht nämlich gegebenenfalls auch temporäre Veränderungen des ST-Stückes und der T-Welle, die man nicht immer von den initialen Veränderungen beim akuten Myokardinfarkt unterscheiden kann. Aber sobald die Tachykardie vorüber ist, kehrt das Bild der Arrhythmiekomplexe im Elektrokardiogramm gewöhnlich rasch (in Stunden oder Tagen) zur Norm zurück – und das Fieber wie die Leukozytose des Myokardinfarkts fehlen natürlich auch. Der Transaminasetest ist – wie bei Koronarthrombose ohne Infarkt – ebenfalls negativ.

Ähnlich liegen die Verhältnisse bei der anfallsweise auftretenden Dyspnoe und dem Pulmonalödem, die bei zwei Formen von Herzkrankheit durch eine paroxysmale Tachykardie herbeigeführt werden können: in dem einen Fall handelt es sich um eine Muskelschwäche des linken Ventrikels infolge geringer Kraftreserve, wie sie bei Hochdruck, Klappenfehlern der Aorta (Stenose, Insuffizienz oder beiden) und einem frischen oder alten Infarkt vorliegt. Die dazu kommende Tachykardie erweist sich als eine zu große Anstrengung für das Herz, der linke Ventrikel versagt und eine Lungenstauung ist die Folge. Dieser Zustand hält gewöhnlich Stunden an und weicht nur langsam, nachdem die Tachykardie geschwunden ist. Dieses kann spontan eintreten oder durch Behandlung mit Chinidin, Novocamid, Digitalis oder einem anderen spezifischen Medikament erreicht werden. Eine paroxysmale Tachykardie kann von einer akuten, massiven oder sogar nur mittelgroßen Pulmonalembolie vorgetäuscht werden, die meist mit einer hochgradigen Sinustachykardie einhergeht. Es kommt zu Frequenzen von 140 bis 160 pro Minute, wodurch die Ähnlichkeit entsteht. Wie wichtig es ist, zwischen diesen beiden Krankheitsbildern zu unterscheiden, liegt auf der Hand. Was für Zeichen und Anhaltspunkte dabei als Schlüssel dienen können, wurde im Kapitel 4 unter „Atembeschwerden" abgehandelt, aber es ist klar, daß man mit Hilfe des Elektrokardiogramms am raschesten zwischen der Sinustachykardie bei Pulmonalembolie und der paroxysmalen Tachykardie als solcher unterscheiden kann – ausgenommen in solchen Fällen, wo die Pulmonalembolie selbst den Paroxysmus auslöst. Was auch immer das Pulmonalödem hervorrufen mag: Morphium ist jedenfalls das Mittel der Wahl, neben anderen spezifischen Medikamenten wie Chinidin und Digitalis.

Die zweite sehr wichtige Ursache für ein Pulmonalödem infolge paroxysmaler Tachykardie ist die Mitralstenose. Hier ist natürlich nicht Myokardschwäche und -versagen der zugrunde liegende Faktor, sondern das mechanische Hindernis, das den unbehinderten Strom des Blutes durch die Lungen und in die linke Herzkammer hemmt, das durch den noch ungeschädigten, rasch pulsierenden rechten Ventrikel kräftig weitergepumpt wird. Vielleicht kann hier die Mitralklappenchirurgie nach sorgfältiger, einem Anfall folgender Prüfung, aus diesem Dilemma heraushelfen.

Schließlich gibt es noch eine andere Art von Herzklopfen, die auf einem *a-v-Block* beruht, wobei die Vorhöfe aber nicht in beschleunigtem Tempo schlagen. Es handelt sich dabei vielmehr um *ausgefallene Kammerschläge*, auf die häufig eine längere Pause und dann ein ungewöhnlich kräftiger Schlag folgt, der darauf zurückzuführen ist, daß von den Kammern eine größere als die übliche Blutmenge ausgeworfen wird, die sich in der längeren Pause angesammelt hat. Diese Vorgänge treten dem Patienten als Herzklopfen ins Bewußtsein. Solche Pausen bzw. kräftigen Schläge können, wenn es sich um einen ausgeprägten 3:2-Block handelt, nach jeder zweiten Herzaktion vorkommen, nach jeder dritten bei einem 4:3-Block, nach jeder vierten bei einem 5:4-Block und so weiter. Oder der Grad des Blocks kann sehr wechseln. Wenn ein regulärer aber langsamer Rhythmus von etwa 40 infolge eines 2:1-Blocks vorliegt oder wenn ein *kompletter Block* mit noch niedrigerer Frequenz von etwa 32 Schlägen besteht, hat der Patient für gewöhnlich kein Herzklopfen. Manchmal bemerken minder empfindliche Menschen ihre Arrhythmie beim partiellen Block überhaupt nicht. Wenn bei sehr hochgradigem Block ein sehr langes Intervall entsteht, kann Bewußtlosigkeit und tiefe Ohnmacht (ADAMS-STOKES-*Syndrom*) eintreten. Darüber wird im nächsten Kapitel gesprochen.

Eine sehr seltene Variante des Bewußtwerdens einer unregelmäßigen Bradykardie kommt beim sogenannten *Sinuaurikulären Block* vor. Dabei handelt es sich um eine ungewöhnlich langsame Weiterleitung der Impulse vom Sinusknoten selbst. Vom a-v-Block muß er durch graphische Aufzeichnungen, am besten wieder mit dem Elektrokardiogramm unterschieden werden. Er kann beim sogenannten Karotissinussyndrom oder bei anderen, selten beobachteten Zuständen toxischer oder vagaler Dämpfung des Sinusschrittmachers vorkommen, ist aber prognostisch nicht so bedeutsam, wie ein atrioventrikulärer Block.

Der *Schenkelblock* zeitigt keine subjektiven Symptome.

7. Kapitel

Andere Symptome

Manchmal können in der Herzdiagnostik und -therapie bestimmte Symptome wertvolle Aufschlüsse geben, die sonst nicht so ohne weiteres mit dem Herzen in Beziehung gebracht werden, wie etwa Atemnot, Schmerzen und Herzklopfen, die in den voraufgegangenen Kapiteln besprochen wurden. Gelegentlich wird in Spezialarbeiten auf diese besondere Symptomatik hingewiesen, aber es ist vielleicht von Vorteil, einmal die wichtigsten derartigen Schlüssel zusammenzustellen, wie es im vorliegenden Kapitel geschehen ist.

Schwächezustände und *Ohnmachten* gehören zu den alltäglichen Vorkommnissen und häufig geklagten Beschwerden in der Praxis. Sie rühren aber nur selten von einer Herzstörung her. Trotzdem kommt ihnen manchmal große Bedeutung zu. Wenn keine anderen Ursachen dafür vorliegen, muß man daran denken, daß sie auf Sauerstoffmangel des Gehirns infolge schlechter zerebraler Blutversorgung beruhen könnten, die vielleicht wiederum durch eine Herzrhythmusstörung oder eine Atherosklerose bedingt wäre, wobei allerdings meist noch eine zusätzliche Belastung mitwirkt. Es gibt fünf Arten von Rhythmusstörungen, die diese Symptome hervorrufen können. Die häufigste ist die extrem hohe Herzfrequenz auf Grund einer paroxysmalen Vorhoftachykardie, die als ektopischer Vorhofrhythmus entweder vom üblichen Typ oder in Form von Vorhofflattern (z. B. mit 1:1-Rhythmus) auftreten kann. Viel seltener ist der zweite Typ, nämlich der ektopische Kammerrhythmus, Ursache von Ohnmacht oder Schwächeanfall. Vorhofflimmern erzeugt kaum je eine Frequenz, die so hoch (d. h. schneller als 180 oder 200 pro Minute) wäre, daß sie auch nur einen deutlichen Schwächezustand, geschweige denn eine richtige Ohnmacht hervorrufen könnte. Es steht sogar fest, daß jegliche Form von Tachykardie nur höchst selten zu einer Bewußtlosigkeit führt – aber es kommt doch dann und wann vor. In ganz vereinzelten Fällen kann auch einmal kurze Zeit ein Schwächezustand oder ein echter Bewußtseinsverlust am Ende eines anfallsweisen Herzjagens auftreten, und zwar dann, wenn das Herz pausiert, kurz bevor der normale Rhythmus wieder einsetzt.

Wenn Bewußtlosigkeit überhaupt kardial bedingt ist, dann ist sie meistens dem Stillstand der Kammern zuzuschreiben

Andere Symptome 57

(das ist in unserer Aufstellung der dritte Anlaß). Daneben spielen andere Ursachen, wie etwa die bereits besprochene Tachykardie eine untergeordnete Rolle. Am bekanntesten ist die Art von Kammerstillstand, die bei *hochgradigem, partiellem Block* eintritt, wenn innerhalb einer bestimmten Frist (nämlich mindestens 6 bis 8 Sekunden lang) kein Vorhofsreiz den a-v-Knoten und das Bündel mehr passiert und die Kammerautomatie noch nicht eingesetzt hat.

Auch ein Vagusreflex, wie er z. B. durch Druck auf den Karotissinus ausgelöst wird, kann zu einem partiellen Herzblock mit oder ohne Schwächezustand und Bewußtlosigkeit führen. Wegen dieser Möglichkeit ist es oft ratsam, einfach den Versuch zu machen, den Vagusreflex durch Belladonna oder Atropin von vornherein zu blockieren, um so die schlimmsten Anfälle zu verhüten. Hier sei noch bemerkt, daß auch ein Kammerstillstand, der so lange dauert, daß er zu Bewußtlosigkeit führt, anfallsweise auftreten kann, obwohl das Elektrokardiogramm in den normalen Zwischenzeiten keine Spur von einem a-v-Block aufweist. – Weiter ist es wichtig, daran zu denken, daß man bei manchen Personen, die vielleicht nur anfallsweise einen a-v-Block haben, der bis zu Ohnmachten führt, durch einen Druck auf den Karotissinus einen Herzstillstand herbeiführen kann, so daß einem der Patient unter den Händen wegbleibt. Dabei braucht der Karotissinus gar nicht übermäßig reizempfindlich zu sein, sondern der normale Reflex bewirkt eben, daß ein latenter a-v-Block erst in Erscheinung tritt – was zu der irrigen Diagnose Karotissinussyndrom Anlaß gibt. Das Studium des Elektrokardiogramms stellt den Sachverhalt schnell richtig. Da jeder der ADAMS-STOKESschen Anfälle letal ausgehen kann, ist es ratsam, den Karotissinusdruckversuch bei älteren Personen nur mit größter Vorsicht anzuwenden, wenn ein a-v-Block oder auch nur der Verdacht darauf besteht.

Die vierte Rhythmusstörung, die Ohnmacht oder Bewußtlosigkeit im Gefolge haben kann, ist der *Stillstand des gesam-*

ten *Herzens* auf Grund eines *hochgradigen Sinusvorhofblocks,* der lange genug anhält, um einen Anfall von Vorhoflähmung hervorzurufen. Das kommt allerdings nur sehr selten vor. Obwohl so ein Block durch sorgfältige Auskultation am linken Sternalrand, wo die Töne der Vorhofskontraktion gehört werden oder durch schärfste Beobachtung des Jugularpulses beim liegenden Patienten festgestellt werden kann, (dabei fehlen nämlich während des Herzstillstandes die Pulswellen, im Gegensatz zu den sich regelmäßig wiederholenden Atriumswellen, die bei Patienten mit a-v-Block in Erscheinung treten) bleibt doch die Elektrokardiographie die Methode der Wahl, um diese Diagnose zu erhärten. Der überempfindliche Sinus carotis, der ein Karotissinussyndrom zur Folge hat, gehört auch hierher. In diesen seltenen Fällen ist Atropin oft wirksamer, als bei Patienten mit a-v-Block.

Die fünfte und letzte Rhythmusstörung, die Bewußtlosigkeit hervorrufen kann und leicht mit dem echten Ventrikelstillstand bei Herzblock verwechselt werden kann, ist das vorübergehende oder anfallsweise *Kammerflimmern.* In der Regel bedeutet der Beginn des Kammerflimmerns den Tod von Herz und Patient, doch gibt es gelegentlich auch Fälle – ihre Zahl wird sich niemals feststellen lassen –, die nicht nur einen, sondern mehrere Anfälle dieser gewöhnlich tödlichen Arrhythmie überleben. Kammerflimmern kann vom gewöhnlichen ADAMS-STOKESschen Anfall, der durch einen a-v-Block bedingt ist, durch die Elektrokardiographie (oder – in der Hand des Chirurgen – durch das Gefühl, daß die Ventrikel nicht pulsieren, sondern sich zusammenkrümmen) unterschieden werden. Da die Behandlung des Kammerflimmerns eine ganz andere als die des ADAMS-STOKESschen Anfalls ist, ist es von großer Wichtigkeit, wenn irgend möglich, während eines solchen Zustandes von Bewußtlosigkeit ein Elektrokardiogramm zu machen. Wenn z. B. bei einem chirurgischen Eingriff während der Anästhesie Kammerflimmern auftritt, kann eine rasche Applikation des elektrischen Defibrillators, der in mög-

Andere Symptome

lichst vielen Operationssälen vorhanden sein sollte, lebensrettend wirken. Die Injektion von Adrenalin in den Herzmuskel oder in die Herzhöhle selbst, die früher bei derartigen Zwischenfällen immer angewandt wurde, kann vielleicht beim gewöhnlichen Kammerstillstand von Nutzen sein, aber bei Kammerflimmern ist sie geradezu kontraindiziert, weil dadurch Kammerflimmern hervorgerufen werden kann.

Wenn die Bewußtlosigkeit infolge des Ventrikel- oder Herzstillstands bzw. des Kammerflimmerns länger andauert, kann es zu Krämpfen kommen. Der ADAMS-STOKESsche Anfall wird ja bekanntlich als „Zustand von Bewußtlosigkeit mit Krämpfen bei deutlich verlangsamtem Puls" definiert. Vom epileptischen Anfall unterscheidet sich der ADAMS-STOKESsche durch die wirklich markante Pulsverlangsamung und durch das frühzeitigere Auftreten oder die raschere Folge der Krämpfe bei der Epilepsie.

Wenn Schwäche oder Bewußtlosigkeit durch eine Tachykardie oder einen (ventrikulären) Herzstillstand bedingt sind, muß man immer feststellen, welche Medikamente der Patient in letzter Zeit bekommen hat. Zuviel Digitalis kann z. B. einen gefährlichen Anfall von Kammertachykardie und wahrscheinlich sogar auch Kammerflimmern auslösen. Bei besonders dafür empfindlichen oder kranken Herzen kann es durch dieses Mittel auch zu einem a-v-Block oder sogar zum Stillstand der Vorhöfe kommen. Ein ADAMS-STOKESsches Syndrom wird aber dadurch nur selten und auch nur dann herbeigeführt, wenn schon ein hochgradiger partieller Block bestand. Chinidinsulfat kann die Schrittmacher im Sinus- und a-v-Knoten außer Kraft setzen. Chloroform und verwandte Anästhetika verursachen manchmal eine ventrikuläre Tachykardie oder Kammerflimmern. Andere Medikamente in toxischen Dosen vermögen ebenfalls Arrhythmien hervorzurufen. Man muß also immer, wenn eine Ohnmacht oder ein Zustand von Bewußtlosigkeit durch ein Herzversagen verursacht scheint, alle angewandten Therapeutika schärfstens überprüfen.

Manchmal sind Schwächeanfälle und Bewußtlosigkeit auch durch seltenere Anomalien des Herzens und der Gefäße bedingt. Dazu gehört z. B. die Aortenstenose. Sie führt wegen der verminderten Blutförderung des Herzens leicht zu einer zerebralen Anoxämie. Eine andere seltene Ursache stellt die Verengung bzw. Verlegung einer oder beider Halsschlagadern infolge Atherosklerose oder Thrombose dar. Erkrankungen der Zerebralgefäße sind in diesem Zusammenhang bereits erwähnt.

Im Anschluß an die oben besprochenen Zwischenfälle sind hier ein paar Worte über ein verwandtes Zustandsbild, nämlich den *Schock* (Kollaps) am Platze. Zunächst kann ein Schock durch verschiedene Katastrophen im Kreislaufgeschehen ausgelöst werden. Die häufigste ist die akute Koronarthrombose. Zwei weitere Faktoren, die gelegentlich für einen Schock verantwortlich gemacht werden können, sind das akute Lungenödem infolge Versagens des linken Ventrikels oder auf Grund einer außergewöhnlich hochgradigen Tachykardie bei Mitralstenose und die – meist massive – Pulmonalembolie. Seltenere Ursachen bilden das Aneurysma dissecans der Aorta und Bruch des Ventrikelseptums, Abriß eines Papillarmuskels oder einer Herzklappe. Die Differentialdiagnose zwischen diesen verschiedenen Möglichkeiten ist in der Regel ziemlich einfach, wenn man nur an alles denkt, eine sorgfältige Anamnese und körperliche Untersuchung macht sowie Elektrokardiogramm und Röntgenbild zu Rate zieht.

Weiter ist wichtig zu wissen, daß ein Schock, der als Komplikation einer Erkrankung des Herzkreislaufsystems auftritt, häufig andere diagnostisch verwertbare Symptome, z. B. den Schmerz, das Herzklopfen und die Atemnot überdecken und dadurch den Untersuchenden irreführen kann. Für gewöhnlich vergeht aber ehe der Schock eintritt eine gewisse Zeit (manchmal nur ein paar Minuten), während derer die Ausgangssymptome doch vorhanden sind. Irgend jemand, ein Verwandter, ein Freund oder wer es auch sei, kann dem Arzt

Andere Symptome 61

vielleicht hierüber Auskunft erteilen. – Nie werde ich zwei Patienten vergessen, die ich einmal als ganz junger Arzt zu sehen bekam: den einen mit ausgeprägter Kurzatmigkeit infolge Lungenödem, den anderen mit quälenden Schmerzen bei einem massiven Myokardinfarkt. Im Verlaufe einer Stunde verschwanden Kurzatmigkeit bzw. Schmerz und beide starben friedlich in ihrem Schock.

Im Gegensatz zu Schwächezustand, Ohnmacht, Bewußtlosigkeit und Schock kommt *Schwindel* selten bei Herzkrankheiten vor. Bei heftigem Schwindel ist die Ursache vielleicht im Innenohr, im Sinne der MENIÈREschen Krankheit zu suchen, oder er kann auf einem Kleinhirndefekt beruhen. In seltenen Fällen wird so ein Schwindelanfall für eine „Herzattacke" gehalten, was nicht genügend bekannt ist. Ein sehr brauchbarer Hinweis, geradezu ein Schlüssel zur Erkennung des MENIÈREschen Anfalls ist das Bestreben des Patienten, sich dabei mit geschlossenen Augen hinzulegen und so liegen zu bleiben. – „Andauerndes Ohrensausen muß einen auf den Verdacht bringen, daß bei dem Patienten eine arterio-venöse Kommunikation besteht. Das läßt sich manchmal durch Abhören des knöchernen Schädels herausbekommen." Ein Geräusch, das vom Herzen oder einer Arterie herrührt, kann sich in einem oder beiden Ohren unangenehm bemerkbar machen, besonders dann, wenn auch die Ohren irgendwie nicht ganz in Ordnung sind.

Wenn ein Patient hauptsächlich über *Schlaflosigkeit und innere Unruhe* klagt, so braucht man dahinter gewöhnlich nicht ein Herzleiden zu suchen. In der Regel kann man solche Beschwerden auf Konto überempfindlicher Nerven setzen, die aus diesem oder jenem Grunde einer dauernden Belastung oder Überreizung ausgesetzt sind. In seltenen Fällen können dadurch einmal andere Symptome, die von einem kranken Herzen herrühren, überdeckt werden. Dabei ist oft eine sehr sorgfältige, in alle Einzelheiten gehende Beobachtung vonnöten, um Schlüssel zu finden und zu erkennen. Ich habe Patienten gehabt, die an Schlaflosigkeit litten, weil sie Atemnot (Orthopnoe oder CHEYNE-STOKESsche Atmung) hatten, über die sie aber gar nicht klagten, wenn man sie nicht besonders danach fragte. Sie saßen die ganze Nacht aufrecht oder liefen umher, um sich Erleichterung zu verschaffen. Hypnotika pflegten bei ihnen das Übel zu verschlimmern. Sie vertieften z. B. nur die CHEYNE-STOKESsche Atmung oder riefen Alpträume und Halluzinationen hervor. Einer meiner Patienten sollte bereits wegen ähnlicher Symptome in eine psychiatrische Klinik eingeliefert werden, als glücklicherweise zuvor noch entdeckt wurde, daß bei ihm eine beginnende Herzinsuffizienz vorlag. Digitalis und Quecksilberdiuretika vertrieben bei ihm die Schlaflosigkeit und die Halluzinationen und in wenigen Tagen war er wieder wohlauf. – Digitalis selbst führt – zum Unterschied von den Hypnotika und Narkotika – niemals zu Halluzinationen oder Psychosen, wenn es auch gelegentlich für Sinnesverwirrungen, die aber durch das Versagen der Zirkulation (wofür es verschrieben wurde) bedingt sind, verantwortlich gemacht worden ist. Nach meinen Erfahrungen hat es auch niemals zu einer allergischen Reaktion geführt, obwohl das ja durchaus im Bereich der Möglichkeit läge. – Quälende Brustschmerzen, die von einem Koronargefäß- oder Aortenleiden ausgehen, bzw. durch eine neurozirkulatorische Dystonie bedingt sind, können ebenso wie lästiges Herzklopfen Grund einer gestörten Nachtruhe sein. Daher ist es immer ratsam, erst einmal dasjenige Übel, das hinter der Schlaflosigkeit steckt, therapeutisch anzugehen.

Kopfschmerzen und andere Beschwerden, die auf intrakraniellen Zirkulationsstörungen beruhen können und manchmal etwas summarisch mit dem Begriff „Enzephalopathie" bezeichnet werden, sind an sich nicht charakteristisch für irgendeine Herzkrankheit, bzw. das Versagen von Myokard oder Koronargefäßversorgung. Die Mehrzahl aller Menschen, die über Kopfschmerzen klagen, hat weder ein Herzleiden noch eine Erkrankung der Blutgefäße. Allerdings sind Kopfschmerzen eine häufige Begleiterscheinung der Hypertension und der zerebralen Atherosklerose. In fortgeschrittenen Stadien können sie sogar sogenannte „kleine Schläge", die in vorübergehenden Lähmungen bestehen, ankündigen. Ja, manchmal ist eine heftige Kopfschmerzattacke der Vorbote einer partiellen oder kompletten Hemiplegie, die nur wenige Stunden bis zu ein, zwei Tagen zu dauern braucht und ganz oder zum größten Teil zurückgehen kann. Schließlich folgen aber andere Anfälle und diese gipfeln häufig in einem massiven Insult, der dann vielleicht tödlich ausgeht. – An dieser Stelle müssen die Anfälle von rasenden Kopfschmerzen erwähnt werden, auf die häufig eine tödliche Blutung folgt, die durch das Platzen eines kleinen (angeborenen?) Aneurysmas im Circulus arteriosus Willisii bedingt ist. Die Opfer dieser sogenannten Subarachnoidalblutung sind nicht herzkrank, sondern sie haben vermutlich von Geburt an eine fehlerhafte Stelle an einem Zerebralgefäß. Es kann gleichzeitig ein Hochdruck bestehen oder fehlen.

Aphasie, Wortblindheit sowie Gedächtnisverlust können vorübergehende oder dauernde Folgen einer zerebralen Durchblutungsstörung sein, die sowohl zum Bilde der hypertonischen wie der atherosklerotischen Enzephalopathie gehört. Es ist natürlich auch möglich, daß die gleichen, in Ausmaß und Dauer wechselnden Ausfallserscheinungen Folgen einer zerebralen Embolie sind, die wiederum – wie z. B. häufig bei Sehstörungen – von einer intrakardialen Thrombose ihren Ursprung nimmt.

Sehstörungen. Plötzlicher, teilweiser oder totaler Verlust des Visus auf einem Auge kann durch eine Embolie herbeigeführt werden, die von einer intrakardialen Thrombose stammt. Die Thrombose kann mancherlei Ursachen haben: eine Endokarditis lenta der Aorten – oder Mitralklappe, eine rheumatische Herzaffektion, große Myokardinfarkte, ja selbst alle Arten von Herzdilatation mit Kreislaufinsuffizienz, besonders wenn auch noch Vorhofflimmern besteht. Oder es handelt sich bei einem plötzlichen Verlust des Visus um eine Thrombose oder Blutung bei Hochdruck oder Atherosklerose.

Beim malignen Hochdruck ist das Bild der Netzhaut weitgehend in charakteristischer Weise verändert. Man findet dabei sogar ein Ödem der Papille, das sich manchmal überraschend durch die verschiedensten Behandlungsmethoden zurückbildet, nämlich durch Sympathektomie, blutdrucksenkende Medikamente und Reisdiät. Die Untersuchung des Augenhintergrundes gibt einem tatsächlich die besten Aufschlüsse über Schwere und Prognose der Hypertension, sowie über die Wirksamkeit der Behandlung.

Bei Augenflimmern und Farbensehen kommt als Ursache eine Digitalisüberdosierung in Frage. Daher muß man in solchen Fällen immer feststellen, ob noch andere darauf hinweisende Symptome wie Appetitlosigkeit, Übelkeit und Mastdarmreizung vorhanden sind – und ob ungewöhnlich hohe Dosen des Medikaments verabreicht wurden.

Husten und Heiserkeit haben selten etwas mit einer Erkrankung des Herzens oder der großen Gefäße zu tun. Manchmal geben sie aber doch wertvolle Hinweise in dieser Richtung, d. h. sie haben hier geradezu Schlüsselcharakter. Der Husten kann durch eine Lungenstauung bedingt sein, besonders durch ein Lungenödem, wobei schaumiges, zuweilen sanguinolentes Sputum ausgeworfen wird. Druck von einem allgemein vergrößerten Herzen, vom vergrößerten linken Ventrikel, von einem Herzbeutelerguß oder einem Aortenaneurysma kann einen lästigen chronischen Husten erzeugen. Wenn ein Aneurysma vorliegt, klingt er häufig metallisch. Bei der Mehrzahl der Patienten, die über Husten klagen, sind jedoch Herz und große Gefäße nicht dafür verantwortlich zu machen, auch wenn sie irgendwie nicht intakt sind. In solchen Fällen kommt der Husten von einer akuten oder chronischen Entzündung der Bronchien, des Lungenparenchyms, der Trachea, des Larynx oder der oberen Luftwege (aus denen Sekret in die Trachea tropft), bzw. er ist die Folge einer durch Tabak hervorgerufenen Rei-

Andere Symptome

zung. In den seltenen Fällen von Myokardversagen mit Lungenstauung ist der Husten störender als die Atemnot. Er pflegt dann gerade beim ersten Niederlegen am Abend aufzutreten.

Was vom Husten gesagt wurde, gilt auch für die Heiserkeit. Ganz selten kommt einmal bei einem Patienten eine unilaterale Larynxparalyse vor, die durch Druck auf den N. recurrens von seiten eines Aortenaneurysmas oder einer erweiterten A. pulmonalis bedingt ist, die von einem sehr großen linken Vorhof nach kranial verschoben wurde. Vor ziemlich langer Zeit hatte ich einmal mehrere Patienten mit Mitralstenose und Larynxparalyse zu behandeln, aber seitdem kamen mir keine solchen Fälle mehr zu Gesicht.

Die *Hämoptoe* verdient als Schlüsselzeichen besondere Erwähnung. Frische Lungenblutungen hat man manchmal als Lungenapoplexie bezeichnet. Solche Blutungen kommen gelegentlich bei Patienten mit hochgradiger Mitralstenose vor. Aber es gibt auch andere Ursachen dafür, wie z. B. die Ruptur von Aneurysmen, die Erosion von Gefäßen durch Tumoren oder Tuberkulose sowie sonstige Infektionskrankheiten. – Bei manchen Patienten mit Mitralstenose und brüchigen Gefäßen kann es nach heftiger Anstrengung oder bei paroxysmaler Tachykardie, bzw. Flimmern und dadurch bedingter hoher Herzfrequenz aus der Lunge bluten. Die meisten Mitralstenosepatienten haben aber nur harmlose Blutstreifen im Sputum oder sie werfen während des akuten Pulmonalödems blutig gefärbten Schaum aus. Die gleichen Erscheinungen sehen wir aber auch bei Patienten mit einem Lungeninfarkt oder Lungenödem infolge Versagen des linken Ventrikels, das wiederum durch die Überlastung des Herzens beim akuten Myokardinfarkt, bei chronischem Hochdruck oder einem Aortenklappenfehler bedingt sein kann. Daher läßt sich die Hämoptoe, wichtig wie sie ist, nicht ohne weiteres als diagnostischer Hinweis verwerten, sondern man muß durch sorgfältige Analyse des Gesamtbildes zu ermitteln suchen, ob sie das Resultat einer intrakardialen Erkrankung, einer Erkrankung der Gefäße, einer Lungenkrankheit oder irgendeines anderen pathologischen Zustandes im Brustraum ist.

Es gibt mehrere *gastrointestinale Symptome*, die – wenn auch selten – Bezug auf Erkrankungen des Herzkreislaufsystems haben, aber diese Anzeichen (man könnte hier wieder von Schlüsseln sprechen) werden oft übersehen. Da ist zunächst einmal die *Dysphagie*. Nur in seltensten Fällen ist eine Herzerweiterung oder ein massiver Perikarderguß wirklich groß genug, um den Ösophagus, dieses sehr anpassungsfähige und mehr oder weniger elastische Rohr, einzuengen. Weit eher wirkt sich eine hochgradig veränderte Aorta, etwa ein großes Aneurysma oder eine angeborene, ringförmige Gefäßmißbildung im Sinne einer Dislokation und Kompression des Ösophagus aus. Das gilt besonders von einer aus der Aorta descendens entspringenden rechten Arteria subclavia. Wenn man das Symptom der Schluckbeschwerden richtig deuten will, so hat man dafür zwei Schlüssel zur Verfügung: erstens, daß man an die Möglichkeit solcher Anomalien überhaupt denkt, zweitens Röntgenbilder mit Kontrastfüllung des Ösophagus. Es ist nämlich wichtig, daß die Diagnose gestellt wird, da neuerdings chirurgische Therapie hier unter Umständen abhelfen kann.

Kardiospasmus mit oder ohne Singultus ist kein Herzsymptom, kann aber eine Angina pectoris vortäuschen und vermag Herzkrankheiten jeder Genese zu komplizieren. Er wurde im Kapitel 5 abgehandelt, worauf hier nur hingewiesen werden kann. Es handelt sich dabei, kurz ausgedrückt, um ein substernal empfundenes Gefühl des Unbehagens, das durch einen Spasmus des Ösophagus, der Cardia und des Magens hervorgerufen wird. Seine Ursachen sind tausendfältig. Einer der auslösenden Faktoren für einen Kardiospasmus ist die Angina pectoris. Früher herrschte deswegen zeitweilig eine solche diagnostische Verwirrung, daß man den Ösophagospasmus überhaupt für einen Reflexmechanismus hielt, der

Andere Symptome 67

zu dem durch Sauerstoffmangel des Myokards bedingten Angina-pectoris-Anfall dazugehörte.

Anorexie ist kein vom Herzen her stammendes Symptom, kann jedoch einen wichtigen Frühhinweis auf Intoxikation durch Digitalis und andere Medikamente bilden. Natürlich können fortgeschrittene Fälle von Herzinsuffizienz und das akuteste Stadium einer Koronarthrombose mit Anorexie einhergehen.

Nausea und Vomitus können von Herzanfällen jeder Art ausgelöst werden, besonders auch durch die akute Koronarthrombose. Nur allzu oft jedoch ist mehr die Medizin als die Krankheit dafür verantwortlich zu machen. Es kommen Morphium und verwandte Medikamente sowie Digitalis und Chinidin ursächlich in Frage. Ich habe festgestellt, daß es sich empfiehlt, in der Behandlung der Schmerzen bei akuter Koronarthrombose so wenig wie möglich Opiate zu verwenden, da das möglicherweise nachfolgende Erbrechen noch unangenehmer sein kann als die Schmerzen selbst und das Erbrechen zu einem so kritischen Zeitpunkt sogar lebensgefährdend wirken könnte. Schließlich sei noch erwähnt, daß eine Herzattacke, z. B. die Koronarthrombose mit einer abdominellen Erkrankung zusammentreffen kann. Da ist besonders an die Gallenblasenentzündung und den Gallensteinanfall zu denken, die dann primär für die Übelkeit, das Erbrechen und die Leibschmerzen verantwortlich zu machen sind.

Leibschmerzen werden nur selten durch Erkrankungen des Herzkreislaufsystems ausgelöst. Ausnahmen sind: 1. epigastrische Lokalisation des Oppressionsgefühls bei Koronarinsuffizienz oder -Thrombose, mit oder ohne ausstrahlende Schmerzen in die Arme; 2. Schmerzen und Druckempfindlichkeit einer durch Herzversagen oder Perikardialerguß akut gestauten Leber; 3. arterielle Embolie eines abdominellen Astes der Aorta oder deren Bifurkation mit nachfolgender Drosselung der Blutzufuhr; 4. Aneurysma dissecans der Aorta oder Druck von einem geplatzten Bauchaneurysma. Diese Krankheitsbilder sind freilich zuweilen sehr schwer, manchmal gar nicht zu diagnostizieren. Wenn bei einem Patienten aber bereits ein Herz- oder Aortenleiden oder eine Perikarditis vorliegt, muß man stets an die Möglichkeit denken, daß eine der oben erwähnten Komplikationen hinter einem akuten Abdomen steckt, für das man sonst keine Erklärung findet.

Meteorismus ist eine sehr häufige Begleiterscheinung von Herzdysfunktion, wird aber meist nicht darauf bezogen. Dabei kann die Dekompensation des Kreislaufs Meteorismus erzeugen oder verschlimmern. Er tritt z. B. auch in den ersten auf die akute Koronarthrombose folgenden Tagen auf und ist hier wohl das Resultat der Behandlung mit Opiaten, der strikten Bettruhe und der plötzlichen Kostumstellung.

Symptome *von seiten des uropoetischen Apparates* werden bei Herzleidenden auch gelegentlich angetroffen. Meist treten die Störungen aber erst in Erscheinung, wenn sowieso schon eine Prostatavergrößerung mit Restharn, eine Infektion der ableitenden Harnwege oder eine Nephritis vorliegt. Die dadurch verursachten Beschwerden werden nämlich bei Kreislaufdekompensation oder akuter Koronarthrombose so verschlimmert, daß z. B. das Einlegen eines Katheters oder tage- bis wochenlange antibiotische Therapie notwendig werden kann. – Hämaturie kann auf einen Niereninfarkt folgen, dieser wiederum durch einen Embolus bedingt sein, der von einem intrakardialen Thrombus stammt. Diese Hämaturie ist aber zum Unterschied von der durch Konkremente verursachten Nierenkolik in der Regel relativ schmerzlos. – Hier ist noch hinzuzufügen, daß eine Blutung aus den Nieren, dem Gastrointestinal- oder Respirationstrakt auch die Folge mangelhafter Überwachung der Prothrombinzeit bei der Behandlung mit Antikoagulantien sein kann. Diese werden ja bei Thrombosen und Embolien jeder Art, wie auch bei Koronarthrombose und -embolie jetzt reichlich eingesetzt. – Ein weiteres Symptom von seiten des uropoetischen Apparates, das unser besonderes Interesse verdient, ist die Polyurie und Pol-

Andere Symptome 69

lakisurie, die wohl bei manchen Patienten, die Anfälle von Tachykardie haben, dadurch reflektorisch ausgelöst werden. – Man darf übrigens nicht vergessen, daß eine Harnflut, die durch Quecksilberdiuretica oder andere Medikamente in Gang gebracht ist, durch eine den Weg verlegende Prostata zurückgehalten werden kann. Wenn dieser Übelstand nicht erkannt und schleunigst beseitigt wird, würde viel Unheil daraus entstehen.

Schwitzen spielt in der Symptomatologie der Herzleiden eine ebenso große Rolle wie bei manchen anderen Krankheiten. Der „kalte Schweiß" ist oft eine Begleiterscheinung des Schocks. Er tritt auch bei schweren Fällen von akutem Koronarverschluß, beim akuten Lungenödem, bei den meisten Patienten mit Aneurysma dissecans der Aorta und bei vielen mit Lungenembolie auf. Wo kein Schockzustand vorliegt, kommt es wohl auch bei beängstigenden Anfällen von paroxysmaler Tachykardie, bei neurozirkulatorischer Dystonie, bei Thyreotoxikose und den Krisen der Hypertoniker zu Schweißausbrüchen. Ausnahmsweise gehen auch Anfälle von Koronarinsuffizienz z. B. von nächtlichem Myokardversagen ohne ausgeprägtes Lungenödem, mit Schweißausbrüchen einher, oder das Schwitzen kündigt diese Ereignisse an. In diesen Fällen bringt die aufrechte Haltung dem Patienten eine gewisse Linderung seiner Beschwerden.

Schließlich ist *Schwäche* ein Symptom, über das herzkranke Patienten häufig klagen, aber außer bei wenigen Individuen mit ausgeprägter Aortenstenose, die das Herzschlagvolumen und damit auch die Blutversorgung der Gewebe beschränkt, ist Schwäche für sich kein kardiales Symptom. In Zusammenhang mit dem Kreislauf kann man sie nur in fortgeschrittenen Fällen von Herzkrankheit bringen, in denen die Patienten durch ihr Leiden ganz erschöpft sind. Viel häufiger ist sie bloß ein Zeichen von nervöser Übermüdung, von neurozirkulatorischer Dystonie, von Körperschwäche infolge ungesunder Lebensweise oder einer besonderen Erkrankung, wie einer Anämie oder einem Infekt, die womöglich das Herzleiden komplizieren. Bei älteren Patienten kann allerdings ungewöhnliche Müdigkeit auch Symptom einer Zirkulationsstörung sein, die zumindest teilweise auf einer Herzkrankheit oder Myokardschwäche beruhen mag. Schwäche ist auch eines der Symptome des Salzmangel-Syndroms und der Hypokaliämie infolge rigoroser Anwendung von Quecksilberdiuretika.

Zuweilen kann eine der Quecksilberdiurese folgende allgemeine Schwäche durch Gaben von Kaliumsalzen per os (3 bis 5 Gramm) vermieden werden, wenn das Kalium am Tage, bzw. einen Tag nach der Quecksilbermedikation verabreicht wird.

Das Salzmangelsyndrom, bei dem übrigens gelegentlich auch Bewußtseinstrübung zu beobachten ist, wird manchmal mit einer Urämie verwechselt.

8. Kapitel

Untersuchungsbefunde

Im großen und ganzen haben die anderen Krankheitszeichen, die man bei der körperlichen Untersuchung noch findet, für Diagnose und Therapie der Herzleiden weniger Bedeutung, als die bereits besprochenen Beschwerden und Symptome. Und doch gilt auch diese Feststellung nicht ohne Einschränkung. Manchmal kann eben ein einziges derartiges Zeichen den Schlüssel zur richtigen Erkenntnis einer Sachlage darstellen. Die Befunde, zu deren Erhebung ein Stethoskop – nämlich zum Abhören der Töne und Geräusche – benötigt oder ein Sphygmomanometer – zur Bestimmung des Blutdrucks – gebraucht wird, werden in den nächsten beiden Kapiteln behandelt. Dann folgen die spezielleren Untersuchungsmethoden, die uns mit Röntgenologie und Elektrokardiographie an die Hand gegeben sind.

Bei der Suche nach Anzeichen, die sich als wertvolle Schlüssel erweisen könnten, muß man natürlich eine systematische körperliche Untersuchung vornehmen, wie man sich das auch in allen anderen Fällen zur Gewohnheit machen sollte. Man kann ja einen Menschen relativ rasch von Kopf zu Fuß durchuntersuchen, wie ich es im Folgenden beschreibe. (Von historischem Interesse ist, daß Theophilus Bonetus in den zwei dikken Bänden seines Sepulchretum, erschienen 1679, bereits dieses Untersuchungsschema für Lehrzwecke aufgestellt hat.)

Welche in bezug auf Herzkreislauffunktion interessanten Anzeichen kann man nun eventuell bei einer *Untersuchung des Kopfes* entdecken? Es wird manchmal behauptet, daß *frühes Ergrauen* oder *vorzeitige Kahlheit* besonders bei jungen Menschen anzutreffen sei, die ein Herzkranzgefäßleiden hätten, wobei ersteres als ein Zeichen von vorzeitigem Altern, letzteres als besonderer Ausdruck von Männlichkeit gewertet wird. Junge Männer werden ja um ein Vielfaches häufiger als Frauen von schwerer Atherosklerose der Herzkranzgefäße befallen. Obwohl hier zweifellos Zusammenhänge bestehen, gibt es doch so viele Ausnahmen von der Regel, daß man sich nicht auf sie verlassen kann. Das Entsprechende gilt vom spärlichen Bartwuchs als einem femininen Zug, der dann also gegen das Vorliegen einer Atherosklerose der Kranzgefäße spräche. Aber auch diese Beobachtung ist wissenschaftlich nicht unterbaut.

Einige Autoren haben Haar- und Augenfarbe als mehr oder weniger charakteristisch für bestimmte Typen von Herzleiden bezeichnet. Diese Behauptung hat sich als völlig unhaltbar erwiesen. Dasselbe gilt von allen Spekulationen in bezug auf Sommersprossen, bleiche Gesichtsfarbe, den „brünetten Typ", das Vorhandensein oder Fehlen einer Akne. Die Untersuchungen hierüber sind vorläufig noch ganz im hypothetischen Stadium und, soweit mir bekannt, noch keineswegs systematisch überprüft.

Immerhin gibt es fünf *Besonderheiten der Haut*, die wichtigen Aufschluß geben können. Da ist zuerst die *auffallende Blässe*, die oft auf einer Anämie beruht, so daß man unbedingt eine Blutuntersuchung machen muß. Die Anämie als solche ist ja bereits eine wichtige Ursache von Herzgeräuschen, die eventuell einen Klappenfehler vortäuschen können. In anderen Fällen ist die Anämie Zeichen einer Endokarditis lenta, oder sie tritt zu bereits bestehenden Herzleiden hinzu und verschlimmert dann – wie etwa bei einer Koronarinsuffizienz – deren Symptome. Der Hämatologe einer Klinik teilte mir mit, daß ihm mehr als 50 % der bisher unbehandelten Perniziosafälle von der Herzabteilung überwiesen seien. – Plötzliche Blässe ist eines der häufigsten Anzeichen einer schweren Koronarinsuffizienz.

Wenn eine *Zyanose* besteht, tritt sie am deutlichsten an der Mundschleimhaut, aber auch an Nase, Ohren, Wangen, Fingern und Zehen in Erscheinung. Die Ursache der Zyanose ist fast immer bei Herz und Lunge zu suchen, es sei denn, sie erkläre sich physiologisch dadurch, daß die Haut der Kälte ausgesetzt war. Bei einer örtlichen Zyanose kann es sich auch einmal um eine lokale Zirkulationsstörung handeln, aber die Hauptursache dafür ist doch meist ein Lungenleiden (Emphysem, schwerer Infekt, Embolie oder Thrombose einer Pulmonalarterie oder eine arteriovenöse Fistel), angeborene Mißbildungen mit Rechts-Links-Shunt von größerem Ausmaß und Versagen eines Ventrikels (wobei das Erlahmen des linken ein Pulmonalödem und somit Anoxämie, das des rechten periphere Stauung hervorruft). Polyzythämie vermehrt die Zyanose, Anämie vermindert sie. Beim Rechts-Links-Shunt verstärken sowohl Hitze wie Anstrengung die Zyanose. Da bei dunkelhäutigen Menschen, besonders bei Negern und sonstigen Farbigen, die Lippen häufig sowieso stark pigmentiert sind, ist es wichtig, immer die Mundschleimhaut zu inspizieren, wenn man nach Zyanose fahndet.

Es gibt eine Hautfärbung, die mit Zyanose verwechselt werden könnte, obwohl die Unterscheidung eigentlich einfach ist: die *Argyrie*, die beim dauernden Gebrauch von Silbersalzen für Rhinitiden oder Erkrankungen des Magens entsteht. Sie kann der Haut an den exponierten Stellen eine schauderhafte, stahlblaue oder graue Färbung verleihen. Sie ist aber leicht an dem Farbton selbst zu erkennen, der nicht das Blaurot der Zyanose hat, um Mund und Augen intensiver ist – und eben an dem offenkundigen Fehlen eines Herz- oder Lungenleidens. Die Farbe ändert sich auch bei Bewegung, d. h. das Aussehen des Patienten wird frischer, aus dem Grau wird mehr und mehr ein Rosa und er sieht gesünder aus, während eine auf Herz- oder Lungenleiden beruhende Zyanose durch irgendwelche Anstrengungen meist verschlimmert wird.

Wenn man die Haut eingehend betrachtet, kann man dabei noch zwei weitere Schlüsselsymptome finden: *Gelbsucht*, besonders wenn gleichzeitig der Kreislauf dekompensiert und die Leber geschwollen ist, erweckt den Verdacht auf einen großen, hämorrhagischen Lungeninfarkt oder auch eine rheumatische Pneumonitis, während petechiale Blutungen, die über den Körper verstreut sind, an Endokarditis lenta denken lassen, besonders wenn bereits eine Klappenerkrankung, bzw. angeborene Mißbildungen des Herzens oder der großen Gefäße vorliegen.

Auch die *Augen* des Patienten geben manchmal wertvolle Hinweise. Bei Exophthalmus, z. B., wird man an Thyreotoxikose denken, die einer Tachykardie oder Arrhythmie zugrunde liegen und in fortgeschrittenen Fällen sogar Herzerweiterung oder – Versagen bedingen kann. Nebenbei bemerkt, bedeutet eine „larvierte Hyperthyreose" nichts anderes, als daß wir, die Untersucher, eine Larve aufhaben, bzw. mit verbundenen Augen an den Fall herangegangen sind! – *Pupillenungleichheit* oder mangelnde Reaktionsfähigkeit auf Licht ist Zeichen einer Lues des Zentralnervensystems, die möglicherweise mit einer Aortitis, einer Aortenklappeninsuffizienz oder einem Aneurysma einhergehen kann. Charakteristische *Augenhintergrundveränderungen*, wie Drosselung der Venen durch die Arterien, Hämorrhagien, Retinitis und nicht zuletzt Papillenödem, weisen darauf hin, daß wahrscheinlich ein beträchtlicher Hochdruck besteht, der sogar früher noch stärker gewesen sein kann als gerade zum Zeitpunkt der Untersuchung. Daraus erklärt sich dann wieder eine etwaige Verbreiterung des linken Ventrikels, mit oder ohne Zeichen der Dekompensation. *Ka-*

tarakte und der *Arcus senilis*, die ja häufige Begleiterscheinungen und Manifestationen des Alters sind, haben als Anzeiger für Atherosklerose der Koronarien nur geringen Wert. Sie können zwar zusammen mit einer Herzkrankheit vorkommen, aber als Schlüssel in dem besagten Sinn kann ich sie nicht bezeichnen. Viele meiner Patienten mit schweren Herzkranzgefäßleiden haben weder Katarakte noch einen arcus senilis, während viele Menschen, die diese Veränderungen im Auge aufweisen, keine klinischen Anzeichen eines Herzleidens bieten. *Sehstörungen* wurden bereits im Kapitel 7 besprochen.

Xanthelasmen, die aus kleinen, flachen, weißlichen Knötchen bestehen, die unter der Haut im oberen Nasenabschnitt und um die Augen herum liegen, werden von manchen Autoren als wichtige Kennzeichen einer Atherosklerose der Koronarien angesehen.

Früher konnte man bei rheumatischen Herzleiden noch häufig *große, zerklüftete Tonsillen* antreffen, aber heute findet man so etwas beinahe nicht mehr, weil solche Mandeln jetzt routinemäßig und – mit gutem Recht – schon in früher Jugend entfernt werden. *Defekte Zähne* haben m. E. nur wenig mit irgendwelchen Herzerkrankungen zu tun, es sei denn, ihre Entfernung schwäche einen älteren Patienten, dessen Koronarreserven und Herzmuskelkraft ohnehin beschränkt sind, dadurch, daß z. B. zu viele Zähne in einer Sitzung gezogen werden. Es wäre auch denkbar, daß ein jüngerer oder älterer Mensch mit angeborenem bzw. rheumatisch bedingtem Klappenfehler durch Zahnextraktion ohne ausreichenden Penicillinschutz eine Endokarditis lenta bekäme, wobei ein Einbruch des Streptococcus viridans via verletzte Mundschleimhaut in den Blutstrom erfolgte. *Hörstörungen* können manchmal aufschlußreich sein. Wenn ein Patient in der letzten Zeit viel Ohrensausen gehabt hat und vorübergehend auf einem oder beiden Ohren taub gewesen ist, so kann man etwaige Schwindelanfälle als Menièresche Krankheit deuten. Dabei ist in seltenen Fällen der Schwindel allerdings so heftig, daß er zu einem völligen Zusammenbruch des Patienten führt, der dann mit einer „Herzattacke" (Koronarthrombose) verwechselt werden kann. Als differentialdiagnostisches Unterscheidungsmerkmal kann die Tatsache herangezogen werden, daß ein Patient mit schwerem Menière das Bestreben hat, flach *mit geschlossenen Augen* dazuliegen. – Manche Menschen nehmen ihre Extrasystolen bzw. postextrasystolischen Schläge in den Ohren wahr, besonders wenn die lokale Blutversorgung zu wünschen übrig läßt. Bei anderen wieder kann sich ein lautes Herzgeräusch, hauptsächlich das Klappengeräusch bei Aortenstenose, in einem oder beiden Ohren unangenehm bemerkbar machen. – Kürzlich bekam ich einen ganz eigenartigen Fall zu Gesicht: eine diabetische Patientin mittleren Alters hatte ein lautes Rauschen im (linken) Ohr infolge einer atherosklerotischen Verengung der Art. carotis sinistra. Über der Karotis war ein schwirrendes Geräusch vom Stärkegrad 5 zu hören.

Eine Untersuchung des Halses gibt zuweilen auch wertvolle Aufschlüsse. Ein *Kropf*, der aus einer diffusen Vergrößerung oder einem umschriebenen Adenom der Schilddrüse besteht, ist natürlich häufig harmlos. Manchmal können sich daraus aber doch Tachykardien, Arrhythmien oder eine Verbreiterung des Herzens erklären. In jedem Herzfall, der diagnostisch ein Problem ist, muß man deshalb auch immer nach irgendwelchen Asymmetrien oder Formveränderungen der Schilddrüse Ausschau halten. – Eine kräftige Pulsation der Karotis ist ein Zeichen von Hypertension, von einer rigiden, sklerotischen Aorta oder einer Aorteninsuffizienz. Bei völliger Schlußunfähigkeit der Klappen, sei sie nun rheumatischer oder syphilitischer Genese, kann der Kopf bei jedem Schlag ein wenig nicken. Man nennt das dann das MUSSETsche Zeichen. – Bei einem kurzen Thorax sieht man manchmal die Pulsation der A. anonyma (truncus brachiocephalicus) auf der rechten Seite, besonders wenn die Aorta und ihre Äste elongiert und hypertonisch sind. Das kann zur Verwechslung mit einem Aneurysma führen. Ein Aortenaneurysma reicht ja auch oft bis an den Hals hinauf. – Schwirren und Geräusche vom Herzen und der Aorta können ebenfalls auf den Hals übertragen werden.

Es empfiehlt sich immer, auf eine etwaige *Pulsation der Jugularvenen* beim sitzenden Patienten zu achten. In Flachlage wird sie auch normalerweise sichtbar. Wenn aber bei aufrechter Haltung ein Venenpuls am Halse in Erscheinung tritt, so ist das ein Zeichen, daß irgend etwas nicht in Ordnung ist, es sei denn, es handele sich um einen der seltenen Fälle, daß bei einem gedrungenen, adipösen Menschen (meist sind es Frauen) die Vena cava cranialis bzw. der Jugularpuls auch schon normalerweise eben oberhalb der rechten Klavikel sichtbar wird. Sonst ist die häufigste Ursache dieser Pulsation eine Einflußstauung des rechten Ventrikels mit erhöhtem Druck im ganzen venösen System. Je größer die Stauung, um so höher der Druck, und um so weiter kann der Venenpuls am Halse verfolgt werden, der sich bis zum rechten Processus mastoides und styloides und sogar bis zum knöchernen Schädeldach erstrecken kann. Bei normalem Rhythmus kann man gewöhnlich leicht drei Wellen bei jedem Herzschlag erkennen: die a-Welle, die zur Vorhofskontraktion gehört, die c-Welle, die der Kammerkontraktion entspricht und die v-Welle, eine während der Ventrikelsystole bis zum Beginn von Diastole und Öffnung der Trikuspidalklappe anhaltende Stauungswelle.

Ist der Druck in den Jugularvenen sehr hoch, dann kann man unter Umständen kaum eine Pulsation daran wahrnehmen, aber die Venen sind dauernd prall gefüllt. Das kommt beim sogenannten oberen Mediastinalsyndrom vor, das durch Thrombose oder starke Kompression der Vena cava cranialis bedingt sein kann, letzteres möglicherweise durch ein Aortenaneurysma. Dem Syndrom kann auch eine Concretio pericardii oder ein totales Versagen des rechten Ventrikels zugrunde liegen. – Das umgekehrte Bild, nämlich eine gut sichtbare, ja stark betonte Pulsation der Halsvenen bei der Ventrikelsystole und wenig oder gar keine Füllung bei der Diastole sieht man bei der totalen Trikuspidalinsuffizienz, solange die Stauung noch relativ gering ist. Wenn diese Art der Pulsation bei einem Patienten mit chronischer rheumatischer Klappenerkrankung monatelang zu beobachten ist, ohne daß er besonders davon beeinträchtigt würde, bedeutet das meistens, daß es sich hier um eine mit Trikuspidalstenose kombinierte Trikuspidalinsuffizienz handelt, die im allgemeinen als fixierter, mechanischer Klappenschaden zusammen mit Mitralstenose vorkommt, in sehr seltenen Fällen kann aber auch eine *irreversible Überdehnung des Trikuspidalrings* die Ursache sein, ohne daß dabei eine wesentliche oder überhaupt eine Deformität dieser Klappe vorliegt. – Läßt sich der systolische Jugularvenenpuls dauernd beobachten, so kann man gewöhnlich sogar während der Diastole noch eine leichte venöse Drucksteigerung nachweisen, so daß nur eine c- und eine v-Welle, aber keine a-Welle mehr zu registrieren ist.

Schließlich möchte ich noch zwei weitere, einschlägige Beobachtungen erwähnen: einmal, daß bei andauernder systolischer Pulsation nicht nur die oberflächlichen Venen, sondern auch die tiefen – und gerade diese – an dem Geschehen teilhaben, was dazu führt, daß der M. sternocleidomastoides bei der Ventrikelsystole kräftig angehoben wird. Das kann eine Karotispulsation vortäuschen. Durch einen leichten Druck auf die Vorwölbung der Jugularis am oberen Rande der rechten Klavikel läßt sich jedoch der Venenpuls rasch auslöschen. – Zum anderen sind bei hohem Anstieg des Venendrucks die c- und die v-Wellen nicht so deutlich zu unterscheiden wie bei geringerem Druck. Das führt zu einer starken, ausgiebigen Pulsation, die ganz offensichtlich länger dauert als der Karotispuls. MACKENZIE pflegte in einem solchen Fall vom „ventrikulären Jugularpulstyp" zu sprechen, „Stauungstyp" wäre aber die bessere Bezeichnung, da der Rhythmus dabei ja manchmal normal ist und die a-Wellen auch sichtbar sind.

Nun zum *Thorax* selbst. Es gibt an ihm drei Veränderungen, deren Feststellung für die Diagnose so wichtig ist, daß man sie wieder als Schlüssel bezeichnen muß. Die erste, die im Kindesalter in Erscheinung tritt, besteht in der *Vorwölbung der Herzgegend* mit einer richtigen Ausbuchtung der Rippen, die eine Folge frühzeitiger Vergrößerung des Herzens darstellt. Wenn es sich um ein angeborenes Leiden handelt, betrifft letztere den rechten Ventrikel, bei schwerem Gelenkrheumatismus in der Anamnese, das ganze Herz. Die zweite ins Auge fallende Besonderheit am Brustkorb besteht in der *Protrusio eines Aortenaneurysmas* oben unter dem Sternum und den Rippenknorpeln beiderseits. Noch vor einer Generation kam das weit häufiger vor als heute, wo die Syphilis mehr oder weniger besiegt ist. – Die dritte Veränderung, die weitere Schlüsse zuläßt, ist der *kyphotische, faßförmige Thorax,* den man bei der *Emphysemlunge* antrifft, durch die – wie wir gehört haben – eine Dyspnoe ihre Erklärung findet. Die Kyphoskoliose, eine meist aus früher Jugend stammende Verbildung der Wirbelsäule, ist nicht selten die alleinige Ursache, daß sich ein Cor pulmonale herausbildet. Die Kyphose als Alterserscheinung ist hingegen praktisch ohne Bedeutung.

Neben den Mißbildungen der knöchernen Brust gibt es in diesem Bereich auch *Pulsationen,* die mit hinführen können zur Diagnose. So kann z. B. der Spitzenstoß bei sehr großen Herzen, etwa beim Cor bovinum, in der Axilla in Höhe des sechsten und siebenten Interkostalraumes beobachtet und gefühlt werden. Zwischen diesem extremen Befund und der normalen Lage gibt es verschiedene Grade der Vergrößerung mit jeweiliger Verlagerung des Spitzenstoßes nach außen oder unten. Man muß selbstverständlich auch daran denken, daß das Herz durch einen Hydro- oder Pneumothorax nach der einen oder anderen Seite verdrängt sein kann. – Wenn die Brustwand dünn ist, kann man beiderseits des Manubrium sterni den kleinen Stoß fühlen oder sogar sehen, der an der linken Seite durch das Zuschlagen der Pulmonalklappe und rechts durch das der Aortenklappe entsteht, vorausgesetzt, daß im großen bzw. kleinen Kreislauf der Druck erhöht ist und die zweiten Töne akzentuiert sind. – Wenn das *Herz ganz besonders groß ist, kann die gesamte Brust beim Herzschlag vibrieren*, besonders wenn die Vorhöfe so groß sind, daß sie fast bis zur rechten Brustwand reichen. Es kann dann zu einer schaukelnden Pulsation kommen, wobei die Kammerwände sich während der Systole von der linken Brustwand entfernen, die Vorhöfe nach rechts vorstoßen. Das geschieht besonders dann, wenn Trikuspidal- und Mitralsegel unvollständig schließen, wie das gewöhnlich bei großen Herzen der Fall ist. Bei der Diastole gibt es einen Rückstoß in der entgegengesetzten Richtung, was im Endeffekt auf eine starke Pulsation der rechten wie der linken Brustwand hinausläuft.

Normalerweise entfernt sich der rechte Ventrikel von der Brustwand, während die Spitze des linken Ventrikels sich hebt und nach vorn an die Thoraxwand schlägt. Wenn der rechte Ventrikel sehr groß ist, nimmt er dermaßen viel von der verbreiterten Herzvorderfront ein, daß die vordere Brustwand links vom Sternum vorgebuchtet wird, während er sich bei der Systole über der Spitze einzieht, was dem BROADBENTschen Zeichen zum Verwechseln ähnlich ist. Letzteres besteht ja aus einer systolischen Retraktion der linken Rippen samt Interkostalräumen infolge Einziehung der Brustwand bei Perikardadhäsionen. Um hier die Differentialdiagnose zu klären, bedarf es eingehender Prüfung der Verhältnisse. Eine chronische, adhäsive Perikarditis läßt sich allerdings noch durch andere Anzeichen feststellen, wie Anschwellung von Halsvenen und Leber, Pulsus paradoxus, T-Zacken-Veränderungen im Elektrokardiogramm, spärliche Pulsation und manchmal Verkalkung des Herzschattens im Röntgenbild, was alles um so schlüssiger ist, wenn sonst kein anderes Herzleiden vorliegt.

Man hat dem *fühlbaren* Schwirren, das sich gelegentlich als Begleiterscheinung lauter Geräusche präkordial, über den größeren Gefäßen des Thorax oder des Halses findet, früher zweifellos zuviel Wichtigkeit beigemessen. Es handelt sich dabei hauptsächlich um die typischen Geräusche bei Aorten-, Pulmonal- und Mitralstenose sowie bei Ventrikelseptumdefekt. Hin und wieder kann man bei der Palpation verschiedener Körperregionen ein kontinuierliches Schwirren fühlen, das natürlich nur zusammen mit einem Dauergeräusch auftritt. Das Phänomen läßt sich über einem offenen Ductus arteriosus oder am Halse feststellen, wenn dort auch ein lautes Venensausen zu hören ist (siehe Kap. 9), sowie über dem Aortenbezirk nach Einbruch der Aorta in die Art. pulmonalis und überall am Körper (Kopf, Hals, Stamm und Extremitäten), wo sich eine arteriovenöse Fistel oder ein Aneurysma gebildet hat, bzw. von Geburt an besteht.

Ein Herzleiden ist nie die Ursache für *Druckempfindlichkeit des Thorax,* auch wenn der Patient über Herzschmerzen und Atemnot zu klagen hat. Ziemlich häufig steckt dahinter eine neurozirkulatorische Dystonie. Aber bei einem Pulmonalinfarkt kann tatsächlich die darüberliegende Brustkorbregion bei Berührung und Druck schmerzhaft sein. Wenn über starke Schmerzen an einer umschriebenen Stelle geklagt wird, kommt dafür als Hauptursache eine Neuritis (besonders auch Herpes zoster) oder ein Trauma in Frage.

Rasselgeräusche stehen häufiger in ursächlichem Zusammenhang mit einer Erkrankung der Lungen als mit einer solchen des Herzens. Oft haben sie auch gar keine Bedeutung und sind somit keine Anzeichen von Krankheit überhaupt. Das gilt insbesondere von dem sogenannten Entfaltungsknistern an den Lungenbasen vieler Patienten mit oberflächlicher Atmung. Tiefe Inspiration lüftet bekanntlich die Lungenbasen und während einiger Atemzüge werden dadurch ein Knisterrasseln oder sogar feuchte Rasselgeräusche hervorgerufen.

Durch ein paar tiefe Atemzüge werden diese Rasselgeräusche jedoch zum Verschwinden gebracht. Man kann also daraus keine Schlüsse auf eine Lungenerkrankung oder eine Stauung in den abhängigen Lungenpartien infolge Herzinsuffizienz ziehen. Andererseits können persistierende, feuchte Rasselgeräusche an der Lungenbasis bei Patienten mit Herzvergrößerung und Dyspnoe – wenn kein eigentliches Lungenleiden vorliegt – eine Überfüllung des kleinen Kreislaufs und Stauungsinsuffizienz des Herzens anzeigen. Diese Rasselgeräusche sind aber mehr die Spätfolgen eines Versagens des linken Ventrikels, die Dyspnoe ist als Frühsymptom dagegen weit wichtiger. Auch an lokalisierte, durch irgendeine Infektion der Lunge oder einen Pulmonalinfarkt bedingte Rasselgeräusche ist zu denken. Dämpfung, Bronchialatmen und Verschattung im Röntgenbild können über Lungenpartien festgestellt werden, die infolge eines Infarkts, einer Infektion oder der Kompression durch ein vergrößertes Herz, durch einen perikardialen oder pleuralen Erguß oder Tumoren verdichtet sind.

Ein *Hydrothorax* ist immer von großer Wichtigkeit. Sein Ursprung muß gewissenhaft geklärt werden. Wenn bei einem Herzkranken der Hydrothorax ganz oder vorwiegend auf der rechten Seite liegt, ist der Verdacht auf Versagen des rechten oder des gesamten Herzens begründet. Ist ein Erguß auf die linke Seite beschränkt, muß nach einer anderen als kardialen Ursache gefahndet werden. Diese kann in einer akuten Pleuritis oder einem Pulmonalinfarkt bestehen. Eine Pleuraverdickung kann eine leichte Dämpfung, aber nicht die ausgesprochene Dämpfung wie bei einem Erguß bewirken.

Reibegeräusche können entweder pleuralen oder perikardialen Ursprungs sein. Nicht selten kommt beides zusammen vor, und man spricht dann von pleuroperikardialen Reibegeräuschen. In solchen Fällen kann ohne weiteres eine akute Perikarditis diagnostiziert werden. Man hört allerdings manchmal auch ein flüchtiges Reibegeräusch, ohne daß eine Perikarditis vorliegt, nämlich über der Vorbuchtung einer unter starkem Druck stehenden Pulmonalis. Dieses Symptom wurde beim akuten Cor pulmonale und bei Thyreotoxikose beobachtet.

Die *Untersuchung des Abdomens* kann auch manchmal wertvollen Aufschluß bringen. Man darf sie deshalb, besonders bei unklaren Verhältnissen, nie unterlassen. Bei der Betastung der Leber können sich drei Befunde ergeben: *Vergrößerung,* Druckempfindlichkeit und Pulsation. Ein gutes Mittel, um sich rasch eine Vorstellung von Größe und Empfindlichkeit der Leber zu verschaffen, ist das Ballottement. Es ist aber wichtig, zwischen Vergrößerung und Tiefstand der Leber zu unterscheiden. Hier kommt es immer wieder zu Fehlurteilen, wenn der Leberrand einige Zentimeter unterhalb des Rippenbogens gefühlt wird. Es empfiehlt sich stets durch Perkussion oder Röntgenuntersuchung auch die obere Lebergrenze festzustellen, wenn der untere Rand beträchtlich tiefer als normal steht, d. h. nicht mit dem Rippenbogen abschließt, bzw. eben darunter hervortritt. Wenn die Leber wirklich wesentlich vergrößert ist und eine Leberparenchymerkrankung nicht in Frage kommt, muß man überlegen und entscheiden, ob dafür ein geschwächtes, vergrößertes Herz verantwortlich zu machen ist. Das Versagen des rechten Ventrikels und die akute oder chronisch-adhäsive Perikarditis können zuerst oder vorwiegend an der Leber in Erscheinung treten. Darauf folgt dann meistens rasch Stauung und Pulsation der Jugularvenen, wenn dieses Phänomen nicht schon gleichzeitig mit der Lebervergrößerung zu beobachten ist. Schließlich kommt es auch zu Anschwellung der Beine. Zu allerletzt bildet sich in solchen Fällen in der Regel ein *Stauungsaszites* heraus.

Die beginnende Leberschwellung macht sich gewöhnlich durch *Druckempfindlichkeit der Leber,* die auf Kapselspannung beruht, bemerkbar. *Schmerzen bei Anstrengung im rechten oberen Quadranten* gehören zu den frühesten Anzeichen des Versagens vom rechten Ventrikel, z. B. bei einer Mitralstenose. Wenn die Lebervergrößerung ein chronischer Zustand geworden ist, dann verlieren sich Schmerzen und Druckempfindlichkeit. An sich ist die Leberzirrhose bei Herzpatienten eine Seltenheit, aber chronische Stauung – wie etwa bei Concretio pericardii –, die bereits etliche Jahre besteht, kann wohl doch eine „kardiale Zirrhose" bedingen.

Leberpulsation geringen Grades kommt häufig vor, ist aber

nicht leicht zu erkennen. Nur ganz ausgesprochene Pulsation, wie z. B. bei Trikuspidalinsuffizienz, solange noch keine wesentliche chronische Stauung dabei ist, wird durch Palpation oder graphische Aufzeichnung leicht erfaßt. Die Pulsation ist natürlich wie bei den Halsvenen durch die vom rechten Vorhof fortgeleiteten Wellen bedingt, in diesem Fall allerdings via V. cava caudalis anstatt cranialis.

Ein *Milztumor* ist an sich kein typischer Befund beim Herzkranken. Kommt er hier doch einmal vor, so muß man immer an die folgenden Entstehungsmöglichkeiten denken: 1. an eine Endocarditis lenta und 2. an einen Infarkt, der durch eine Embolie bedingt ist, die ihren Ursprung in einer intrakardialen oder peripheren Thrombose haben kann. Bei frischem Infarkt ist die Milz wahrscheinlich druckempfindlich, die chronisch verhärtete Milz ist es nicht. Nur selten wird eine „kardiale Milz" sehr groß. Es ist interessant, daß bei einem an irreparabler Kreislaufdekompensation Verstorbenen die Autopsie zwar eine leichte Vergrößerung und Stauung der Milz zu Tage bringt, sich aber klinisch in der Regel nichts davon hat erfassen lassen, obwohl die gestaute Leber dabei ziemlich groß sein kann.

Es empfiehlt sich immer, die *Nieren* abzutasten, da in vereinzelten Fällen eine „chirurgische" Nierenerkrankung einen Hochdruck erklären kann, der möglicherweise durch Nephrektomie zu beheben ist. Natürlich kann eine vergrößerte, infizierte Niere auch die Ursache für den reduzierten Allgemeinzustand eines Herzpatienten sein. Das gleiche gilt von einer erweiterten Harnblase, als Folge eines prostatischen Hindernisses.

Bei der Untersuchung des Leibes kann man unter Umständen auch einmal ein *Aneurysma der Aorta abdominalis* entdecken und damit den Schlüssel für ein bis dahin ungeklärtes Problem abdomineller Schmerzen finden. Rupturen sind hier keine Seltenheit. Vergrößerung, vermehrte Pulsation und Druckempfindlichkeit können ganz eindeutig sein. Seitdem es möglich ist auf chirurgischem Wege krankhafte Abschnitte der Aorta (wie eben im Falle eines Aneurysmas oder der Aortenisthmusstenose) durch Transplantate zu ersetzen, ist es nicht mehr nur von akademischem Interesse, die Diagnose eines Aneurysmas der Bauchaorta zu stellen.

Die Untersuchung der *Extremitäten* kann entscheidenden Aufschluß für die Beurteilung des Herzkreislaufsystems geben. So läßt sich vielleicht eine unilaterale Schwäche mit gesteigerten Reflexen an Arm oder Bein feststellen, wodurch man erst auf einen alten zerebralen Blutungsherd aufmerksam gemacht oder in seinen diesbezüglichen Vermutungen bestärkt wird. Die *Patellarreflexe* muß man immer prüfen. Ihr vollständiger Ausfall deutet auf eine luetische Erkrankung des Zentralnervensystems, und damit liegt der Gedanke an die Aortensyphilis nahe. Hochgradig gesteigerte Patellarsehnenreflexe sind ein Zeichen nervöser Übererregbarkeit, das – wie abgekaute Fingernägel beim Erwachsenen – in die Richtung der neurozirkulatorischen Dystonie weist. Blässe und Taubheit der Hände bei Kälteeinwirkung lassen an die RAYNAUDsche Krankheit denken.

Zyanose von Fingern und Zehen findet sich unter den gleichen Umständen wie Zyanose des Gesichts und der Schleimhäute, wovon weiter oben schon die Rede war. Sie tritt besonders bei angeborenen Herzleiden (am häufigsten bei der FALLOTschen Tetralogie) in Erscheinung, sowie bei schwerer Erkrankung der Lunge oder des Herzens, vornehmlich bei Versagen eines der beiden Ventrikel. *Trommelschlegelfinger* – und *Zehen* sind bei der Mehrzahl der mit Zyanose einhergehenden angeborenen Herzleiden (hier wieder vorzugsweise bei der FALLOTschen Tetralogie) anzutreffen. Sie kommen auch bei der Endocarditis lenta vor, ohne daß dabei eine Zyanose besteht. Es kann sich dabei aber auch einfach um eine Familieneigentümlichkeit handeln. Kleine Blutungen unter den Fingernägeln treten zusammen mit petechialen Blutungen an anderen Körperstellen ebenfalls bei Endocarditis lenta auf. – Findet man bei jüngeren Patienten, bei denen Verdacht auf eine Herzkranzgefäßerkrankung vorliegt, *Xanthome* im Sehnengewebe, so spricht der Befund stark für diese Diagnose. Deshalb sollte man danach bei allen ungeklärten Fällen immer sorgfältig suchen.

Man muß wissen, daß *Ödeme der Beine* nur selten durch ein Versagen des Herzens bedingt sind. Die *Venen* (und auch die Arterien) sind nämlich in den unteren Extremitäten weit häufiger krankhaft verändert, als in den oberen. Es gibt hauptsächlich zwei Venenveränderungen: 1. variköse Venen, die nur örtliche Beschwerden hervorrufen, außer, wenn so viel Blut in den großen Plexus versacken kann, daß der Betreffende dann auf Grund seiner orthostatischen Hypotonie zu Ohnmachten neigt, und 2. die akute Thrombophlebitis der Unterschenkelvenen, die immer die ernste Gefahr einer Pulmonalembolie in sich birgt. Liegt eine Thrombose vor, so besteht allerdings bei einem oder beiden Unterschenkeln Ödemneigung und Druckempfindlichkeit. Bei der Dorsalflexion des Fußes treten Schmerzen auf (HOMANsches Zeichen).

Es ist auch wichtig, daß man die *Arterien* auf ihren Zustand überprüft und auf die Durchblutung achtet. Nach den Fußpulsen sollte man immer tasten (Art. tibialis posterior und dorsalis pedis). Wenn der Puls dort nicht zu tasten ist, hat es manchmal großen Wert, wenn man nach der Art. poplitea und der Art. femoralis fühlt. Ein fehlender oder nur sehr schwacher Puls in den Beinen kann auf eine örtliche Verlegung der Strombahn durch Sklerose, Endarteritis, Thrombose, Embolie oder auf eine Aortenisthmusstenose zurückzuführen sein. Wenn ein ausgesprochener Unterschied in der Pulsstärke der Arme und Beine oder der Arme untereinander besteht, muß man den Blutdruck an allen vier Extremitäten messen, um ein genaueres Bild zu bekommen. Deutliche Unterschiede bei den Radialispulsen beruhen auf angeborenen Gefäßanomalien, auf einem Druck auf die Subclavia oder die Art. brachialis durch

Tumoren oder Aneurysmen oder auf atherosklerotischen Veränderungen in den Gefäßen selbst. Die Arterien können sklerotisch (hart), geschlängelt oder perlschnurartig sein und sind oft auf einem Röntgenbild deutlich zu erkennen. Ich habe bei der Untersuchung von tausenden von Patienten in all den Jahren festgestellt, daß sich bei vielen Menschen mit sklerotischen peripheren Arterien besonders mit sklerotischer Art. radialis, anamnestisch keine Anhaltspunkte dafür finden lassen, daß sie in ihrer Jugend etwa schon eine Koronarsklerose gehabt hätten. Im Gegensatz dazu fand ich bei der Mehrzahl der jungen und in mittlerem Alter stehenden Patienten mit Koronarsklerose weiche Radialarterien. Es scheint also, als ob in diesem gegensätzlichen Verhalten tatsächlich eine ratio steckt.

Eine der beiden Untersuchungsmethoden, die das ganze Rüstzeug der alten Ärzte darstellte, war das Fühlen des Pulses, um Qualität, Rhythmus und Frequenz festzustellen. Die andere war die Harnschau. Ja, unsere medizinischen Vorfahren haben vor ein paar hundert Jahren unzweifelhaft dem Puls mehr Beachtung geschenkt als wir das heute tun. Natürlich verstand man damals noch wenig von den Ursachen der Pulsvariationen. Rhythmus und Frequenz wurden bereits im 6. Kapitel (Herzklopfen) besprochen und werden nochmals im 12. Kapitel (Elektrokardiographie) behandelt. Der Blutdruck kommt im 10. Kapitel an die Reihe. Hier wollen wir uns noch mit der *Form der Pulswellen* beschäftigen. Ein *kleiner, fadenförmiger Puls* wird im Schock, bei moribunden Patienten und manchmal bei hochgradiger Tachykardie angetroffen. Einen *gut gefüllten, hüpfenden Puls* findet man häufig nach Anstrengung, bei Vasodilatation jeder Genese, z. B. nach Genuß von Alkohol, oder bei Menschen mit allgemeiner Atherosklerose einschließlich Aortensklerose und Rigidität der großen Gefäße, bei weit offenem Ductus arteriosus oder bei einer großen arteriovenösen Fistel und schließlich in der reinsten Ausbildung als *schnellenden Puls**) (pulsus celer) bei der Aorteninsuffizienz. Der *hyperdikrotische Puls* ist typisch für bestimmte Fieber- und sonstige Zustände, die eine erhebliche Vasodilatation verursachen. Das andere Extrem des *anakroten* oder *Plateau-Pulses* wird am häufigsten von der Aortenstenose hervorgerufen. Der vollausgeprägte *Pulsus paradoxus* hat die Tendenz bei tiefer Inspiration zu schwinden. Sein Vorhandensein spricht für die Diagnose: akute oder chronische Herzbeutelentzündung, einschließlich Panzerherz und Tamponade des Herzbeutels. Die wichtigste aller Pulsveränderungen ist aber der *Pulsus alternans,* bei dem zwar ein normaler Rhythmus aber eine regelmäßige Schwankung des Füllungsgrades und damit der Blutdruckhöhe besteht. Das läßt sich am leichtesten mit dem Blutdruckapparat feststellen, kann manchmal aber auch direkt zu fühlen sein. Der Pulsus alternans weist auf die Schwäche des linken Ventrikels hin.

Sehr hohes Fieber z. B. von 40° und hohe Leukozytose von etwa 25 000 weißen Zellen und darüber, sind nicht typisch für Myokardinfarkt oder rheumatische Karditis, bzw. akuten Gelenkrheumatismus. Wenn aber keine andere Krankheit in Frage kommt und die beiden letzteren die Ursache des Fiebers sind, dann handelt es sich um ungewöhnlich schwere Fälle mit schlechter Prognose. – Fortbestehen einer hohen Senkungsgeschwindigkeit während vieler Wochen im Anschluß an einen Myokardinfarkt läßt mit hoher Wahrscheinlichkeit darauf schließen, daß murale Thromben vorhanden sind.

Es wäre hier der Ort, noch das eine oder andere Schlüssel-Zeichen anzuführen, das sich mit technischen Untersuchungsmethoden erfassen läßt, und das weder in den Kapiteln über Röntgenologie und Elektrokardiographie enthalten, noch bisher besprochen ist. Auf die Bedeutung des pulmonalen Blutdrucks wird in Kapitel 10 hingewiesen. An dieser Stelle soll

---

*) Anm. des Übers.: Im angelsächsischen Schrifttum als Wasserhammer- oder Corriganpuls bezeichnet.

z. B. noch erwähnt werden, daß „bei ausgeprochenen Stauungszuständen und trotzdem normaler oder sogar erhöhter Strömungsgeschwindigkeit des Blutes (,heiße Hände und Füße') ein Typ von Herzinsuffizienz vorliegen muß, bei dem – wie bei Anämie, Thyreotoxikose, Beriberi – das Minutenvolumen hoch ist". – Wenn sich bei Herzkatheterisierung herausstellt, daß der Sauerstoffgehalt des Blutes im rechten Vorhof erhöht ist, so deutet das auf die Möglichkeit eines Vorhofseptumdefekts hin, das Entsprechende gilt von einem erhöhten Sauerstoffgehalt im rechten Ventrikel und in der Pulmonalis, woraus man auf einen Ventrikelseptumdefekt, bzw. einen offenen Ductus arteriosus schließen kann.

9. Kapitel

Herztöne und Geräusche

Es ist nicht beabsichtigt, in diesem Kapitel eine Abhandlung über die Auskultation zu bringen; vielmehr soll darin auf die Schlüssel hingewiesen werden, die uns beim Abhören des Herzens und der Blutgefäße für Diagnose und Therapie des kranken Herzens gewissermaßen zufallen. Zunächst muß hier aber festgestellt werden, daß ein Mensch schwer herzleidend sein kann, obgleich bei der körperlichen Untersuchung, einschließlich Auskultation, kein krankhafter Befund zu erheben ist. Dabei ist besonders an das Kranzgefäßleiden gedacht. Weiter gehört zweifellos viel Erfahrung dazu, die Abweichungen vom normalen Herzton, bzw. bestimmte Geräusche nicht nur zu hören und in zeitlichen Zusammenhang mit der Herzaktion zu bringen, sondern sie auch richtig zu interpretieren. Manche Ärzte empfehlen immer noch das Abhören mit dem bloßen Ohr, besonders bei den manchmal sehr leisen diastolischen Geräuschen der Aorteninsuffizienz. Auch sei daran erinnert, daß sich das Hörvermögen bei verschiedenen Untersuchern stark unterscheidet. Manche Menschen können z. B. die in sehr tiefen Tonbereichen liegenden diastolischen Mitralgeräusche, die für andere leicht wahrnehmbar sind, einfach nicht hören.

Wir wollen zuerst die *Herztöne* besprechen. Bei einem *stark akzentuierten ersten Ton über der Spitze* liegt der Gedanke an die Mitralstenose immer nahe, namentlich wenn Zeichen einer Kreislaufdekompensation vorhanden sind. Man braucht deshalb anfangs nicht gleich ein Geräusch zu hören. Die Akzentuation kann freilich in vielen Fällen auch durch eine dünne Brustwand bei sehr kräftiger Herzaktion bedingt sein. Um hier Klarheit zu schaffen, hört man bei solchen Patienten das Herz am besten nach ein paar Freiübungen in linker Seitenlage ab, wobei über der Spitze ein mesodiastolisches Geräusch hörbar werden kann.

Die *Akzentuation des zweiten Pulmonaltones* (P_2+) kommt bei jungen Leuten nach Anstrengung häufig normalerweise vor. Liegen aber schon in der Ruhe noch irgendwelche andere Anzeichen für einen erhöhten Druck im kleinen Kreislauf vor, so wird dieser Verdacht durch die Akzentuation bestätigt. Diese Druckerhöhung in der A. pulmonalis kommt bei Mitralstenose, beim Versagen des linken Ventrikels und beim Cor pulmonale vor. In solchen Fällen ist der zweite Pulmonalton nicht nur akzentuiert, sondern oft auch verdoppelt. Bei Patienten, die schon lange einen Hochdruck haben und deren 2. Aortenton akzentuiert ist, ist das Lauterwerden des 2. Pulmonaltons ein wichtiger Hinweis auf das Versagen des linken Herzens. Letzterer kann schließlich noch stärker betont sein als der 2. Aortenton. ($P_2 + +$ größer als A_2+)

Verstärkung des 2. Aortentons (A_2+) gilt ja schon lange als ein Symptom der Druckerhöhung im großen Kreislauf. Aber auch eine Änderung im Charakter des Tones ist von Wichtigkeit und häufig ein Zeichen von Elastizitätsverlust der Aortenwand infolge von Sklerose oder Syphilis. Der Ton ist irgendwie knallend, hat fast metallischen Charakter und erinnert an das Geräusch eines Wasserhammers.

Abgeschwächte Herztöne findet man gewöhnlich unter folgenden Umständen: 1. bei starker Fettleibigkeit und außerordentlich dicker Brustwand, 2. beim Emphysem mit viel zwischen Herz und Brustwand gelagertem Lungengewebe, 3. bei großen Perikardialergüssen, 4. bei schwacher Herztätigkeit und 5. im Schock. Diese verschiedenen Möglichkeiten sind leicht zu unterscheiden. Manchmal liegen auch gleichzeitig mehrere Ursachen vor. Das Schwächerwerden eines einzelnen Tones hat zuweilen auch seine Bedeutung. So kann ein verminderter 1. Ton über der Spitze bei sonst unveränderten Herztönen auf eine Herzmuskelschwäche hinweisen. Eine erhebliche Abschwächung oder gar ein Fehlen des 2. Aortentons ist das typische Zeichen der ausgeprägten Aortenstenose. In entsprechender Weise verursacht die (angeborene) Pulmonalstenose eine deutliche Abschwächung des zweiten Pulmonaltons.

Man kann manchmal bei jungen, gesunden Menschen nach ungewohnter Anstrengung über der Herzspitze *einen 3. Herzton* hören. Das ist ein normaler Befund. Der 3. Ton kommt aber auch häufig bei Mitralstenose vor. Bei einem Herzkranken mit Herzvergrößerung jeglicher Genese ist ein lauter 3. Ton über der Herzspitze jedoch ein Zeichen, daß der linke Ventrikel dilatiert und im Begriff ist zu versagen, wenn nicht die Dekompensation des Kreislaufes bereits eingesetzt hat. Wenn zudem die Herzfrequenz noch sehr erhöht ist, bildet sich der bekannte *diastolische Galopprhythmus* heraus, einer der wichtigsten Hinweise auf die Schwäche des linken Ventrikels. Ähnliche Bedeutung hat ein lauter dritter Ton am unteren Ende des Sternums, bzw. der Galopprhythmus an diesem Auskultationspunkt. Er spricht stark für Dilatation und Versagen des rechten Ventrikels. Dieser Befund müßte natürlich mit Röntgenaufnahme und Elektrokardiogramm noch gesichert werden. Ein besonders starkes Hervortreten des dritten, vom rechten Ventrikel kommenden Tones ist hauptsächlich durch das Versagen des linken Ventrikels, durch Mitralstenose und Concretio pericardii bedingt. Im Falle einer Mitralstenose folgt dem dritten Ton gewöhnlich ein sogenanntes mesodiastolisches Rollen, das in ein präsystolisches Geräusch übergehen kann, was aber nicht immer der Fall ist. Am besten ist es an der Spitze zu hören.

Sehr selten ist bei ganz gesunden Personen ein zur Systole gehöriger dritter Ton zu hören. Er wird im angelsächsischen Schrifttum häufig als *mesosystolischer click* bezeichnet. Man weiß nicht, wie er eigentlich zustande kommt. Er ist aber klinisch belanglos, außer daß er vom Arzt als krankhaftes Zeichen gewertet und dadurch für den Patienten zu einer Quelle der Beunruhigung werden kann.

Wenn ein vollständiger Herzblock vorliegt, kann eine sorgfältige Auskultation am linken Sternalrand schwache Töne zu Gehör bringen, die einer regelmäßigen Kontraktion der Vorhöfe während der langen, diastolischen Ventrikelpausen entsprechen. Dieser Befund ist an sich nicht von Wichtigkeit, außer daß man dadurch darauf schließen kann, daß die Vorhöfe im normalen Sinusrhythmus schlagen und nicht flimmern.

Töne über den Arterien sind von geringer Bedeutung. Wenn z. B. erst einmal der bekannte Pistolenschuß-ähnliche Ton zu hören ist, steht die Diagnose der kompletten Aorteninsuffizienz oder der hochgradigen Dilatation der Aorta seit langem fest.

Geräusche. Es sei hier vorausbemerkt, daß Herzgeräusche auch physiologisch sein können. Schwächere systolische Geräusche (d. h. solche 1. Grades über der Aortenregion und über der Spitze sowie 1. oder 2. Grades über der Pulmonalis) findet man häufig bei gesunden Personen. Als pathologisch sind nur diejenigen Geräusche zu betrachten, die auf Herzklappenveränderungen, relativer Erweiterung der Kammern oder Klappenringe beruhen, was sich allerdings oft nicht mit Sicherheit feststellen läßt. Sowohl systolische Geräusche (meistens diese!) wie auch diastolische werden oft ziemlich weit fortgeleitet. Die Richtung, in der sie fortgeleitet werden, variiert je nach dem Ursprungsort. – Bei der Einteilung der Geräusche nach ihrer Lautstärke, folge ich dem üblichen Schema:

1. Grades = eben hörbar; 2. Grades = leise; 3. Grades = mäßig laut; 4. Grades = deutlich; 5. Grades = sehr deutlich.

Es gibt einige wenige *systolische Geräusche*, die (mit seltenen Ausnahmen) immer den Schlüssel zur kardialen Diagnose darstellen oder doch auf dem Wege dazu weiterhelfen. Hierbei ist z. B. an dasjenige systolische Geräusch gedacht, das über der Spitze am lautesten ist, in die linke Axilla und zur Lungenbasis gut fortgeleitet wird, weniger gut am Auskultationsort der Aortenklappe zu hören ist und einen Stärkegrad von 2,3 oder noch darüber hat. Dabei handelt es sich um eine *Mitralinsuffizienz*, aber weder Charakter noch Intensität des Geräusches verrät die Ursache der Insuffizienz, d. h. ob sie auf einer Strukturveränderung der Klappe oder auf einer relativen Insuffizienz beruht, die durch eine Erweiterung des linken Ventrikels bedingt ist. Es steht jedoch fest, daß die lautesten Geräusche dieser Art (d. h. solche 5. Grades), bei denen man meistens auch ein Schwirren fühlen kann, fast stets eine Mitralklappenerkrankung anzeigen.

Bei einem anderen, sehr lauten systolischen Geräusch (4. bis 5. Grades), das gewöhnlich auch mit fühlbarem systolischem Schwirren einhergeht, in der Aortenregion am stärksten ist, besonders in die Halsgefäße, zu den Schultern, zur Wirbelsäule und in die Herzspitze fortgeleitet wird (aber an der Lungenbasis nicht so gut zu hören ist), haben wir es mit dem diagnostischen Zeichen einer *Aortenstenose* zu tun. Dabei handelt es sich gewöhnlich (d. h. in fast 100 % der Fälle) um eine Klappenstenose, seltener um eine Infundibulumstenose (Konusstenose), die spärlichen Ausnahmen bilden die Patienten mit einem Aneurysma der Aorta ascendens. Man muß aber wissen, daß auch ein weniger intensives systolisches Geräusch (vom Stärkegrad 2 bis 3), das am deutlichsten über dem Aortenbezirk (im zweiten Interkostalraum rechts, dicht neben dem Sternum) zu hören ist, auf eine Aortenklappenstenose leichten bis mittleren Grades schließen läßt, auch wenn weder Schwirren noch typischer Blutdruck und Puls, noch die Verbreiterung des Aortenschattens im Röntgenbild zu sehen ist.

Wenn über dem Gebiet der Pulmonalklappe ein lautes systolisches Geräusch zu hören ist, so bedeutet das häufig eine *Pulmonalklappen- oder Infundibulumstenose* (Konusstenose). Dieses Geräusch wird aber mehr zur Lungenbasis als zur Wirbelsäule fortgeleitet. Systolische Geräusche geringerer Intensität, d. h. vom Stärkegrad 2 oder 3, die im Aorten- oder Pulmonalklappenbezirk zu hören sind, zeigen oft eine *Erweiterung der Aorta* oder *Pulmonalis* an. Freilich können leichtere Grade von Klappenstenose die nämlichen Geräusche hervorrufen. Ein systolisches Geräusch mäßiger Intensität über der Pulmonalis ist meistens auch bei *Thyreotoxikose* und beim *akuten Cor pulmonale* zu hören. Die Mehrheit der Autoren ist wohl der Ansicht, daß ein systolisches Geräusch vom Stärkegrad 2 über dem Pulmonalklappenbezirk ein normaler, physiologischer Befund sein kann, der sich am leichtesten in Rückenlage des Patienten bei voller Exspiration erheben läßt.

Ein Geräusch, das bezüglich seiner Lautheit dem einer Aortenstenose gleichkommt, aber am besten am linken Sternalrand im Bereiche des dritten und vierten Interkostalraumes (auf den es manchmal völlig beschränkt bleibt) gehört werden kann, spricht sehr für einen angeborenen Ventrikelseptumdefekt. Wenn während des akuten Stadiums eines Myokardinfarkts ein solches Geräusch hinzutritt, so läßt sich, besonders wenn das Elektrokardiogramm für Beteiligung des Ventrikelseptums spricht, daraus mit ziemlicher Sicherheit auf eine Ruptur des Ventrikelseptums schließen, die gewöhnlich innerhalb von Stunden bis Tagen zum Tode führt.

Hinzugefügt sei, daß durch die stärkeren systolischen Geräusche der erste Herzton gern übertönt wird. Das gilt besonders für das Aortenstenosegeräusch. Deshalb läßt sich auch mit Recht sagen, daß „ein Geräusch, das erst gegen Ende der Systole zu hören ist, eine harmlose Angelegenheit ist".

Es kommt häufig vor, daß die *Trikuspidalinsuffizienz* am unteren Sternalende überhaupt kein systolisches Geräusch verursacht. Aber gelegentlich erzeugt sie doch dieses Geräusch, wenn die Kontraktionen des rechten Ventrikels kräftig sind und der rechte Vorhof nicht so stark gefüllt ist, daß dadurch der Rückfluß des Blutes behindert ist.

Systolische Geräusche über den Arterien, (die aber nicht durch Gefäßkompression bedingt sind, die als solche nämlich schon Geräusche erzeugen kann) geben ab und zu einen unschätzbaren Hinweis auf eine örtliche Gefäßveränderung. Ein mit Schwirren verbundenes Geräusch kann überall am Körper über einem Aneurysma auftreten. In seltenen Fällen verursacht auch eine atherosklerotische Einengung des Arterienlumens einmal ein systolisches Geräusch. Über einer stenosierten Karotis oder Subklavia habe ich es jedoch selten gehört.

Diastolische Geräusche sind für die Erstellung einer exakten Herzdiagnose eigentlich noch maßgebender, als die systolischen. So bedeutet das auf die Spitze beschränkte mesodiastolische Geräusch mit oder ohne präsystolische Verstärkung bei der Mehrzahl der Erwachsenen eine *Mitralstenose,* rheumatischen Ursprungs. Es ist gewöhnlich tieftönend und rollend (nur selten blasend) und wird beim Stärkegrad 3 (oder darüber) von einem fühlbaren Schwirren begleitet. Das gleiche Geräusch, allerdings von geringerer Intensität, kommt aber auch manchmal bei jungen Menschen, die akuten Gelenkrheumatismus haben oder eben gehabt haben, vor und ist dann das Zeichen einer „relativen Mitralstenose", d. h., daß die Mitralklappe normal konfiguriert, aber die linke Kammer erweitert ist. Das gleiche Phänomen ist bei Erwachsenen zu beobachten, bei denen der linke Ventrikel auf Grund einer Aorteninsuffizienz oder durch irgendeine andere Ursache vergrößert ist. Tritt dieses Geräusch bei der kompletten Aorteninsuffizienz, wie sie besonders bei syphilitischer Aortitis angetroffen wird, in Erscheinung, so wird es als FLINTsches *Geräusch* bezeichnet. Man findet es auch bei sehr weit offenem Ductus arteriosus und daher rührender Erweiterung der linken Kammer. Nach chirurgischer Korrektur kann es verschwinden.

Manchmal, wenn auch selten, ruft eine Trikuspidalstenose ein mesodiastolisches Geräusch hervor, das am unteren Ende des Sternums zu hören ist. Ich habe bei zwei oder drei Gelegenheiten auch ein Geräusch auf der rechten Seite, d. h. ein FLINTsches Geräusch, das vom rechten Ventrikel kam, gehört. Ein großer Vorhofseptumdefekt mit entsprechend erweiterter rechter Kammer kann auch dafür verantwortlich sein.

Ein sofort im Anschluß an den zweiten Ton wahrnehmbares diastolisches Geräusch, das jeden Stärkegrad haben kann und über dem Aortenklappenbezirk, am besten entlang des linken Sternalrandes, sowie nicht selten noch über der Spitze gut zu hören ist, bedeutet *Aortenklappeninsuffizienz*. Sie ist in der überwiegenden Zahl der Fälle die Folge einer rheumatischen oder syphilitischen Aortenklappendeformation. Die letztere wird heutzutage immer seltener. Manchmal wird sie von einer mehr oder minder reversiblen Überdehnung des Klappenrings der Aorta bei Hypertension verursacht. Der Elastizitätsverlust der Aorta kann auch auf Atherosklerose oder Syphilis zurückzuführen sein. Folgender Test zur Diagnose einer relativen Aorteninsuffizienz wurde in Vorschlag gebracht: ein Absinken des Blutdrucks, das man durch Verabfolgung von Nitroglyzerin bewirkt, kann das leise diastolische Geräusch zum Schwinden und den zweiten Aortenton wieder klar herausbringen.

Wenn ein ähnliches diastolisches Geräusch am besten im Bezirk der Pulmonalklappe, bzw. dicht unterhalb davon (und zwar in der Regel im Anschluß an einen akzentuierten zweiten Pulmonalton) zu hören ist, wird es von einer *Pulmonalinsuffizienz* hervorgerufen. Im Gegensatz zur Aorteninsuffizienz, ist die Pulmonalinsuffizienz selten und kommt gewöhnlich als relative Klappeninsuffizienz bei pulmonaler Hypertension vor. Nur in wenigen Fällen ist sie auf eine Deformation der Pulmonalklappe infolge eines angeborenen Defekts oder rheumatischer Veränderungen zurückzuführen. Eine Drucksteigerung im kleinen Kreislauf, die stark genug ist, um eine Pulmonalinsuffizienz zu bedingen, rührt in der Regel von einer Mitralstenose oder dem Versagen des linken Ventrikels her. Nur selten kommt sie als Teil des Cor pulmonale oder als Folge eines Vorhofseptumdefekts vor. Wenn das Geräusch bei der Mitralstenose auftritt, spricht man von GRAHAM-STEELL-Geräusch.

Diastolische Geräusche über den Gefäßen sind bedeutungslos. Über einer größeren Arterie kann man bei leichter Kompression, wenn eine komplette Aorteninsuffizienz vorliegt, ein solches Geräusch hören (DUROZIEZsches Zeichen).

Die kontinuierlichen Geräusche sind am leichtesten zu deuten. Sie stellen wirklich Schlüssel dar. Ein solches Geräusch über der Pulmonalklappe ist z. B. charakteristisch für einen offenen *Ductus arteriosus.* Es kann jeden Stärkegrad, von 1 bis 5, erreichen. Wenn es ziemlich laut ist, wird es meist von einem fühlbaren Schwirren begleitet. Eine seltene Ausnahme hiervon bildet allerdings ein Geräusch gleichen Typs, das sich beim Einbruch eines Aortenaneurysmas in die Arteria pulmonalis einstellt. Wenn plötzlich ein derartiges Geräusch rechts neben dem Sternum im Aortenklappenbezirk auftaucht, bedeutet das den Einbruch eines Aortenaneurysmas in die Vena cava cranialis. Zugleich entwickeln sich alle Anzeichen der Venenstauung wie beim sogenannten oberen Mediastinalsyndrom. Ein solches Geräusch am rechten oberen Sternalrand kommt auch durch die Anastomosierung der Gefäße zustande, die man heute bei der chirurgischen Behandlung der Fallotschen Tetralogie anlegt.

Wenn kontinuierliche Geräusche über Rumpf, Gliedern,

Hals oder Kopf zu hören sind, stammen sie von *arteriovenösen Fisteln (Aneurysmen)*, die angeboren oder erworben sein können (Trauma). Eine Ausnahme davon bildet jenes Geräusch, das man nicht selten längs der Brustwirbelsäule wahrnehmen kann, und das von einer *angeborenen Aortenisthmusstenose* herrührt. Da jedes arteriovenöse Aneurysma im Körper eine wichtige Ursache der Überbeanspruchung und Vergrößerung des Herzens darstellt, sollte der Arzt, der eine Herzkrankheit von offenbar unklarer Genese zu behandeln hat, es sich angelegen sein lassen, den Organismus nach einer bisher verborgen gebliebenen arteriovenösen Kommunikation zwischen größeren Gefäßen abzusuchen, da ein chirurgischer Eingriff bei so einer Fistel die Herztätigkeit normalisieren oder wenigstens das Herz von einer schweren Belastung befreien kann.

Bei der diagnostischen Beurteilung kontinuierlicher Geräusche gibt es eine sehr wichtige Fehlerquelle, nämlich das *Venensausen* am Halse (Nonnensausen), das leicht falsch gedeutet wird. Dabei ist es ein normales, physiologisches Phänomen bei vielen Kleinkindern und manchmal sogar auch bei Erwachsenen. Es kann sehr laut werden, ja, sich zu einem Rauschen verstärken und von Schwirren begleitet sein. Am besten läßt es sich an der linken Seite des Halses hören, und hier am deutlichsten über der Klavikel. Es entsteht infolge des Bluteinstromes von der Vena jugularis in die Vena cava cranialis und kann selbst über dieser – ein wenig rechts davon – noch gehört werden. Manchmal kann man das Sausen über der Mitte und linksseits vom Manubrium sterni auch hören. Das führt gelegentlich dazu, daß es einem offenen Ductus arteriosus oder einer Aortenklappenerkrankung zugeschrieben wird. Wenn es sich nur um Venensausen handelt, kann das Phänomen aber durch leichten Druck auf die Jugularvene über dem Punctum maximum des Geräusches oder indem man den Patienten auffordert, sich hinzulegen, leicht und rasch ausgelöst werden.

10. Kapitel

Der Blutdruck

Wie die Auskultation, so kann auch die Blutdruckmessung wertvolle Hinweise zur Diagnostik und Schlüssel zur Erklärung der verschiedenartigen Symptome zu Tage fördern. Bevor wir zu deren Besprechung übergehen, muß ich erst noch einiges über den Blutdruck selbst bemerken.

Der Vollständigkeit halber sei erwähnt, daß „der Blutdruck" nicht allein den in den Arterien, im linken Ventrikel und in der Aorta herrschenden Druck anzeigt, sondern daß darin der Druck in verschiedenen anderen Systemen, nämlich im Venennetz des Körperkreislaufes, in Arteriolen und Kapillaren, in den großen Hohlvenen und im rechten Vorhof mit zur Messung kommt. Der Druck in der Pulmonalis und ihren Ästen, der wiederum den systolischen Druck im rechten Ventrikel repräsentiert, spielt ebenfalls hinein. Das Gleiche gilt vom Druck in den Lungenvenen, der denjenigen im linken Vorhof wiederspiegelt, sowie schließlich auch vom Druck im Pfortadersystem. Manche Autoren möchten auch noch den Druck in den Lymphgefäßen, sowie im Ductus thoracicus mit einrechnen. Obwohl es interessant und manchmal vielleicht von Nutzen wäre, diese Druckverhältnisse im einzelnen zu kennen, müssen wir uns in der Praxis, da ja einfache Methoden zu deren Bestimmung fehlen, eben damit begnügen, daß wir den Blutdruck nur in den Arm- und Beinarterien messen, den Jugularvenendruck nur ungefähr schätzen und den Druck in den großen Venen, im rechten Vorhof und Ventrikel, sowie in der Pulmonalis und deren Verzweigungen höchstens bei Gelegenheit einer Herzkatheterisierung feststellen können.

Der Druck in der Arteria brachialis. Glücklicherweise ist dieser klinisch bedeutsamste Blutdruck auch am leichtesten bestimmbar. Die verschiedenen Sphygmomanometer, die heute im Gebrauch sind, handele es sich dabei nun um einen Federmechanismus oder eine Quecksilbersäule, sind leicht zu handhaben und für den klinischen Gebrauch genügend genau. Dennoch sollte man sie ab und zu – vielleicht einmal alle ein bis zwei Jahre, oder wenn irgendetwas daran nicht in Ordnung zu sein scheint – wieder eichen lassen. Eine Genauigkeit bis auf 3, ja 5 oder 6 Millimeter Quecksilber ist völlig hinreichend, da eine solche Fehlerspanne beim Blutdruckmessen klinisch praktisch bedeutungslos ist.

Es empfiehlt sich stets bei der ersten Messung den Blutdruck in beiden Armen festzustellen. Häufig findet man hier nämlich einen geringfügigen Unterschied, der aber in Wirklichkeit nicht auf verschiedenem Druck, sondern auf der zeitlichen Differenz der Messungen beruht. Bei der Untersuchung an dem einen Arm, sei es nun der rechte oder linke, wird meist ein um 5 oder 6 Millimeter höherer Druck angezeigt als am anderen. Ob das nun ein pressorischer Effekt durch den Manschettendruck bei der ersten Messung ist, oder auf einer zentralnervösen Steuerung auf dem Weg über die Psyche des Patienten beruht, oder was für ein Faktor diese Wirkung hat, ist mir unbekannt. Aber an welchem Arm man auch den Blutdruck mißt, auf jeden Fall empfiehlt es sich bei dem leisesten Verdacht auf Hypertension, es mehrere Male zu tun, und zwar am besten sowohl zum Schluß der Gesamtuntersuchung als am Anfang, um etwaige Schwankungen festzustellen. Ferner ist es ratsam, die Werte bei jeder Messung aufzuzeichnen, weil das viel aufschlußreicher sein kann, als wenn man einfach einen Durchschnitt der systolischen und diastolischen Zahlen nimmt, oder nur den niedrigsten Wert, – der wahrscheinlich bei der letzten Messung herauskommt – ins Krankenblatt einträgt.

Niemand hat immer den gleichen Blutdruck. Die Amplitude zwischen dem bei absoluter Ruhe registrierten, sogenannten *basalen* und dem nach verschiedenen pressorischen Belastungen gemessenen, sogenannten *maximalen* Blutdruck, muß man feststellen, ob es sich um einen Hypertensionsfall handelt, oder nicht. – Ich habe einmal bei gesunden jungen Leuten gleich nach dem Aufwachen, aber noch im Bett, und dann später im Laufe eines mit anstrengenden Tätigkeiten ausgefüllten Tages, Blutdruckmessungen gemacht. Dabei fand ich nicht selten systolische Druckunterschiede zwischen 25 und 30 Millimeter Quecksilber. Die Differenz ist bei sogenannten hyperreaktiven Personen und bei Hypertonikern sogar oft noch größer, sie kann selbst 50 Millimeter Quecksilber überschreiten. Ich erinnere mich z. B. an einen Patienten, der einen Hochdruck hatte und eines Abends nervös und übermüdet mit einem systolischen Druck von 260 ins Krankenhaus kam. Nach einer ausruhsamen Nacht betrug sein Blutdruck nur noch 160.

Es ist nur selten notwendig, den *Blutdruck in den Beinen* zu messen und zu registrieren. Für gewöhnlich genügt es, an beiden Füßen nach den Pulsen der Arteria dorsalis pedis und tibialis posterior zu tasten, um deren Vorhandensein oder Fehlen, bzw. den Füllungsgrad festzustellen. Sind die Pulse am Fuß nicht zu tasten, so findet man sie vielleicht in der Arteria poplitea und femoralis. Man kann dann den Druck in der Femoralarterie messen, damit man bei späteren Untersuchungen eine Vergleichsmöglichkeit hat. Das empfiehlt sich besonders bei bestimmten Krankheitsbildern, die sich infolge chirurgischer oder interner Behandlung oder auch spontan wieder bessern können. Dabei ist z. B. an die angeborene Aortenisthmusstenose, an ein Aneurysma dissecans der Aorta, an sackförmige Aneurysmen der Bauchaorta, der Arteria ilica oder der Femoralarterien und an arterielle Embolien oder Thrombosen zu denken, die die Blutzufuhr zu den Beinen blockieren, sowie an die Thrombangitis obliterans oder eine atherosklerotische Lumeneinengung der Hauptbeinarterien. Viel häufiger als an den Armen lassen sich Druckunterschiede an den Beinen nachweisen. Das kommt daher, daß alle eben aufgeführten Krankheiten eine viel größere Tendenz haben, die Beine als die Arme zu befallen. – Es soll hier noch erwähnt werden, daß der Druck in der Arteria femoralis normalerweise größer ist, als in der Arteria brachialis, besonders wenn das Individuum sitzt oder steht. Für die Messung an den Beinen muß man extrabreite Manschetten benutzen.

Diastolischer Druck. Obwohl für gewöhnlich der systolische Blutdruck zuerst besprochen wird, werde ich ihn an zweiter Stelle abhandeln, weil der diastolische Druck klinisch viel mehr Bedeutung hat. Diese liegt darin, daß der diastolische mehr als der systolische Druck den eigentlichen Hauptdruck darstellt, der dauernd auf Herz und Arterien lastet. Das ist besonders bei Herzkranzgefäßen, Hirn- und Nierengefäßen von größter Wichtigkeit. Jeder Millimeter Anstieg des diastolischen Druckes ist, was die Belastung angeht, gleichbedeutend mit einem systolischen Druckanstieg um mehrere Millimeter. Aber es läßt sich auch nicht leugnen, daß ein hoher Pulsdruck auf Grund einer starken Erhöhung des systolischen Drucks ohne wesentliche Erhöhung des diastolischen, auch eine sehr schädliche Wirkung auf die Arterien – weniger auf das Herz – haben kann. Das ist auf den sogenannten Wasserhammereffekt zurückzuführen. Ein diastolischer Druck in der Arteria brachialis, der dauernd über 120 Millimeter Quecksilber liegt und häufig noch bis auf 160 und darüber steigt, wirkt sich höchst ungünstig auf Herz, Hirn und Nieren aus. Hier ist eine Behandlung am Platze, die über dasjenige hinausgeht, was man routinemäßig dem Gros der Hochdruckpatienten angedeihen läßt und was für dieses auch wohl ausreicht. Der systolische Druck ist in solchen Fällen häufig nicht entsprechend hoch; er kann sogar weniger als 200 Millimeter betragen, so daß der Pulsdruck verhältnismäßig klein bleibt, ja manchmal nur 40 oder 50 Millimeter ausmacht. In meiner eigenen Praxis gehören etwa 10 % der Patienten mit hohem Blutdruck dieser Gruppe an. Wenn es sich bei diesen Patienten, wie es meist der Fall ist, um Männer unter 50 oder 55 mit guter Nierenfunktion und ohne wesentliche Dekompensationserscheinungen handelt, so sprechen sie gewöhnlich gut auf eine radikale Therapie, nämlich die lumbodorsale (oder thorakolumbare) Sympathektomie an, durch die ihnen weitgehend geholfen werden kann. Andere derartige Hochdruckfälle oder solche, die zu alt und krank zu einer Operation sind oder sie ablehnen, bessern sich bei einer sehr kochsalzarmen Diät (wie sie die Reisdiät in optimaler Weise ermöglicht) oder durch manche der neuen blutdrucksenkenden Medikamente.

Ich möchte hier noch zwei weitere Bemerkungen über den diastolischen Blutdruck anfügen. Ich habe die Beobachtung gemacht, daß derjenige diastolische Wert, den man beim Aufpumpen der Manschette und Aufwärtssteigen der Quecksilbersäule bis zum systolischen Niveau ablesen kann, in der Regel ein paar Millimeter tiefer liegt als der Wert, den man nach dem Messen des systolischen Drucks, also beim Fallen der Quecksilbersäule, findet. Voraussetzung ist natürlich, daß nicht irgendwelche Artefakte das Ergebnis der Messungen verfälschen. Vielleicht würde es sich empfehlen, beide Werte aufzuzeichnen, so wie es neuerdings beim Registrieren des diastolischen Druckes in Fällen ausgesprochener Aorteninsuffizienz (mit Wasserhammer- oder Corriganpuls) und bei extremer peripherer Vasodilatation geschieht. Bei diesen Messungen habe ich noch eine weitere Beobachtung gemacht: bei der Auskultation der Arterie direkt unterhalb der Manschette tritt manchmal eine plötzliche, sehr deutliche Verminderung der Lautstärke des Tones (bzw. der Bewegung der Quecksilbersäule oder der Sphygmomanometernadel) ein. Bei diesem Niveau liegt wahrscheinlich gerade der diastolische Druck, und der betreffende Wert muß genauso aufnotiert werden, wie der Tiefpunkt, bei dem das Geräusch eben noch hörbar ist. Bei anderen Patienten kann man diesen plötzlichen Abfall in der Tonstärke aber auch wieder nicht beobachten. Dann muß eben lediglich der Basiswert festgehalten werden.

Vor einem Menschenalter noch wurde einzig der *systolische Druck* gemessen, und auch heute noch wissen die meisten Laien nur über diesen Bescheid. Wenn man mit Patienten über ihren Blutdruck spricht, so empfiehlt es sich, besonders denjenigen, die sich wegen ein paar Millimeter mehr oder weniger ein Kopfzerbrechen machen, die Unwichtigkeit der exakten Zahlen klar zu machen und sie auf die schon unter normalen Verhältnissen große Veränderlichkeit derselben hinzuweisen, die bei krankhaften Umständen erst recht zu finden ist. Ein gelegentlicher Anstieg des Blutdrucks um 3 oder 4 mm hat schon manchen Patienten grundlos beunruhigt. Heutzutage ist es direkt eine Aufgabe, gegen die Blutdruckneurose zu kämpfen, die sich infolge lückenhafter Information breiter Schichten herausgebildet hat.

Was nun die Messung des systolischen Drucks angeht, so gibt es dabei auch einige Phänomene, die an sich wertvolle Schlüssel sind, aber ebenso sehr Anlaß zu falschen Schlüssen sein können. Eines dieser Phänomene ist die *auskultatorische Lücke*. Diese kann allerdings nur bei der Blutdruckmessung mittels Auskultation auftreten: bei den anderen Methoden, die man bei Unklarheiten immer zur Kontrolle anwenden sollte, entsteht sie nicht. Es gibt nämlich manchmal, besonders bei Hypertonikern, während der Blutdruckmessung in der Zone zwischen dem höchsten (systolischen) und dem tiefsten (diastolischen) Stand der Quecksilbersäule einen stummen oder fast stummen Intervall von etwa 30 bis 40 mm. Nach der (korrekten) Messung des systolischen Drucks wird das „auskultatorische" Geräusch bei 20 oder 30 mm tieferen Werten leiser oder verschwindet ganz und kommt erst nach einem weiteren Absinken um 30 oder 40 mm, oft nur wenig oberhalb des diastolischen Niveaus wieder zu Gehör. So kann ein Patient z. B. in Wirklichkeit einen Hochdruck von 190 mm haben, die auskultatorisch stumme Zone aber von 170 bis 130 reichen, wobei der diastolische Druck vielleicht 100 beträgt. Wenn man nun in einem solchen Fall die Quecksilbersäule nicht über die 170 hinaustreibt oder deren Oszillationen (bzw. diejenigen der Manometernadel bei der oszillometrischen Methode der Blutdruckmessung) nicht beobachtet – oder bei der palpatorischen Methode – den Radialispuls nicht lege artis tastet, so kann man bei der Feststellung des systolischen Drucks leicht einen Irrtum begehen und den Druck z. B. nur mit 130 angeben. Die auskultatorische Lücke kommt übrigens am häufigsten bei Hypertension und Aortenstenose vor.

Wenn man aber an das Phänomen der auskultatorischen Lücke denkt und die erwähnten Sicherungen nicht außer Acht läßt, kann man derartige Irrtümer leicht vermeiden. Es gibt manche unbewiesenen Erklärungen für die auskultatorische Lücke, die klinisch bedeutungslos zu sein scheint, vorausgesetzt, daß sie nicht Anlaß zu einer fehlerhaften Blutdruckmessung wird. Will man sicher gehen, muß man die Manschette immer sehr weit, etwa bis die Quecksilbersäule bei 200 Millimeter steht, aufblasen und die Oszillationen des Sphygmomanometers beobachten.

Auch die Atmung, besonders die tiefe, kann den Blutdruck beeinflussen. Bei tiefer Brustatmung erfolgt normalerweise bei der Inspiration eine leichte Senkung des systolischen Druckes und ein mäßiger Anstieg bei der Exspiration. Wenn der Puls eines Patienten während der Inspiration schwächer wird oder – wie es manchmal vorkommt – überhaupt schwindet, haben wir es mit der stärksten Ausprägung dieses Phänomens auf Grund eines scharfen Absinkens des systolischen Druckes zu tun. Man spricht dann von *Pulsus paradoxus*, der zuweilen ein wertvoller Hinweis auf akute Herztamponade durch Hämoperikard oder Herzbeutelerguß oder chronische, fibröse oder verkalkende Herzbeuteladhäsionen ist. In solchen Fällen wird dadurch die Notwendigkeit einer therapeutischen Entlastung des Herzens betont; diese kann durch Punktion des Ergusses, der die Tamponade verursachte oder durch operative Beseitigung der chronischen Perikardadhäsionen erfolgen.

Ein anderer wertvoller Schlüssel für die Herzkreislaufdiagnose, den man bei der Blutdruckmessung – in extremen Fällen aber auch schon durch die Palpation des Radialispulses – finden kann, ist der *Pulsus alternans*.

Will man ihn konstatieren, müssen aber gewisse Voraussetzungen erfüllt sein: Einmal muß dabei der Herzrhythmus regelmäßig oder nur gelegentlich durch Extrasystolen unterbrochen sein, durch welche bei den ersten 6 oder 8 postextrasystolischen Schlägen das Alternieren des Pulses besonders deutlich herauskommt. Zweitens müssen respiratorische Schwankungen ausgeschlossen werden, was man unter Umständen dadurch erreicht, daß man den Patienten auffordert, den Atem anzuhalten. Drittens muß das Alternieren sich über mehr als die ersten drei postextrasystolischen Schläge erstrecken. – Der Pulsus alternans kann jeweils minutenlang oder sogar Tage, ja Wochen andauern. Die Druckdifferenz dabei schwankt zwischen 2 oder 3 bis zu 10 oder 12 Millimetern oder mehr. Er liefert einen der wichtigsten uns zur Verfügung stehenden Hinweise auf eine Schwäche des linken Ventrikels. Er macht sich zuweilen frühzeitig bemerkbar, auch wenn noch alle Zeichen von Dekompensation fehlen. Trotzdem dieser Schlüssel so leicht zu finden ist, wurde und wird er von den Ärzten erstaunlicherweise immer wieder übersehen. Dabei müßte bei jedem Fall von chronischem und schwerem Hochdruck, bei jeder Aortenstenose – oder Insuffizienz – (sobald sie über den geringsten Grad hinausgehen) und bei jedem zur Beobachtung kommenden Myokardinfarkt während der ganzen Behandlung und bei den Nachuntersuchungen immer wieder nach dem Alternans gefahndet werden. Sein Auftreten ist das Signal zum Einsatz von Digitalis und zur Verordnung von Schonung. Durch diese Maßnahmen läßt sich meist die Dekompensation des Kreislaufes verhüten oder doch hintanhalten.

Einige Schlußbemerkungen noch zum systolischen Blutdruck: Er unterliegt stärkeren Schwankungen als der diastolische Druck, weil er z. B. durch Anstrengung, Aufregung oder toxische Komponenten in die Höhe getrieben wird. Physiologisch kann er leicht bis mäßig erhöht sein, wenn die Pulsfrequenz sehr niedrig, d. h. unter 40 Schlägen pro Minute ist, wie beim totalen a-v-Block, oder wenn eine komplette Aorteninsuffizienz vorliegt. Bei kongenitaler Aortenisthmusstenose kann er stärker als der diastolische Druck erhöht sein. Wenn gleichzeitig mit der anfallsweisen oder chronischen Erhöhung des systolischen Druckes der Puls sehr beschleunigt und der Grundumsatz stark erhöht ist, muß man die Möglichkeit eines Phäochromozytoms – im Gegensatz zum gewöhnlichen „essentiellen" Hochdruck – in Betracht ziehen.

Aus dem *Pulsdruck* (Blutdruckamplitude), der gleich der Differenz zwischen systolischem und diastolischem Druck ist, lassen sich eine Anzahl wertvoller Schlüsse ziehen. Die Bedeutung des *pulsus paradoxus* und des *pulsus alternans*, die beide rhythmische, vom systolischen Druck abhängige Veränderungen der Pulsqualität darstellen, wurde schon besprochen. Auch die physiologische Steigerung des Pulsdruckes bei deutlicher Bradykardie wurde bereits erwähnt. Man kann aber unter anderem auf diesem Gebiet noch folgende aufschlußreiche Beobachtungen machen: Bei Hochdruck, d. h. Erhöhung sowohl des diastolischen wie des systolischen Druckes tritt manchmal eine – meist vorübergehende – erhebliche *Zunahme des Pulsdruckes* auf. Das kommt daher, daß der systolische Druck in Stress-Situationen oder unter toxischen Einflüssen viel stärker ansteigt, als der diastolische. So können z. B. Blutdruckwerte, die unter normalen Umständen systolisch um 200 und diastolisch um 120 liegen, beim „cold pressor test" auf 270 systolischen und 150 diastolischen Druck heraufgehen. Die Amplitude erhöht sich also dabei von 80 auf 120. Andererseits kann der Anstieg des Pulsdruckes auch mehr auf einer Senkung des diastolischen Druckes als auf der Erhöhung des systolischen beruhen, wie das bei einer *kompletten Aorteninsuffizienz, einer arteriovenösen Fistel, einer rigiden Aorta* oder *extremer Vasodilatation* der Fall ist. Dabei braucht der systolische Druck nur wenig, etwa auf 160, erhöht zu sein, und es kommt doch, wenn der diastolische nur bei 30 liegt, zum Anstieg des Pulsdruckes auf 130. Zuweilen kann eine Aorteninsuffizienz durch Hochdruck kompliziert sein, wobei es dann zu systolischen Werten von 180 bis 200 und einem diastolischen von Null kommt.

Eine der wichtigsten Grundlagen für die Entwicklung eines chronisch erhöhten Pulsdrucks ist die sogenannte atherosklerotische Hypertension. Hierbei ist der systolische Druck hoch, häufig 200 Millimeter oder mehr, der diastolische aber normal oder nur wenig – etwa von 90 auf 100 – erhöht. Die Belastung des Herzens und der Nieren ist dabei relativ gering, und viele Patienten können sich jahrelang gut dabei halten, obwohl das immer – im Hinblick auf die Brüchigkeit der Hirnarterien – auch Glücksache ist.

Ein *Abfallen des Pulsdrucks* kommt unter den verschiedensten Umständen vor. Um daraus differentialdiagnostische Schlüsse ziehen zu können, muß man also noch andere Daten zu Hilfe nehmen. Einen besonders niedrigen systolischen Druck (oder einen sowohl systolisch wie diastolisch abgesunkenen Druck) finden wir bei chronischer Nebenniereninsuffizienz, wie sie beim *Morbus Addison* vorliegt, oder bei Kollaps und im *Schock*. Die Blutdruckwerte in solchen Fällen liegen systolisch bei 80 und diastolisch bei 55 Millimeter. Der Puls ist dabei schwach und der Pulsdruck nur 25, während er sonst durchschnittlich etwa 50 beträgt. Bei Fällen von hochgradiger Aortenstenose ist der Pulsdruck klein bei relativ niedrigem systolischem Niveau. So kann z. B. der systolische Druck 105 und der diastolische 80 betragen. Aber ab und zu kommt hierbei auch die bereits erwähnte auskultatorisch stumme Zone vor, und der systolische Druck liegt in Wirklichkeit höher, wodurch ein entsprechend größerer Pulsdruck zustande kommt. Ein anakroter Puls mit ziemlich flachem Anstieg und einem Plateau-Gipfel dient übrigens wesentlich zur Unterstützung der Diagnose. – Sogar bei ausgesprochener Mitralstenose kann der Pulsdruck infolge niedrigen systolischen Niveaus ganz gering sein.

Gefäßdruck in der Lunge. Wie bereits im Kapitel über die Auskultation festgestellt, ist die Intensität des zweiten Pulmonaltons Gradmesser für den Druck im kleinen Kreislauf. Um aber diesbezüglich auch nur annähernd exakte Zahlen zu bekommen, muß eine Herzkatheterisierung vorgenommen werden. Die Normwerte sind: 15 bis 35 (im Durchschnitt 25 Millimeter) für den systolischen, 10 Millimeter für den diastolischen Druck in der Pulmonalis. Der systolische Druck im rechten Ventrikel beträgt 15 bis 35, der diastolische Null Millimeter. Eine *Zunahme des Druckes im kleinen Kreislauf* kommt vor: 1. Bei Versagen des linken Ventrikels; 2. Mitralstenose (oder = insuffizienz) und 3. Gefäßverschlüssen in der Lunge, sei es infolge Thrombose, Embolie, Endarteriitis oder ausgedehnter Lungenerkrankung (bzw. = destruktion). Eine *Abnahme des Druckes im kleinen Kreislauf* ist unter den gleichen Umständen zu konstatieren, die auch zu Schock und Kollaps führen, besonders aber bei angeborener Pulmonalstenose oder Infundibulumstenose (Konus) der A. pulmonalis. Eine *Erhöhung des Druckes im rechten Ventrikel* kommt unter denselben Bedingungen vor, die bereits bei der Erhöhung des Druckes in der A. pulmonalis erwähnt wurden, wozu ebenfalls die Pulmonalklappen- oder Infundibulumstenose zählt. Ein *Absinken des Druckes im rechten Ventrikel* tritt bei Schock und Versagen des rechten Ventrikels ein.

Venöser Druck. Es ist selten nötig, den Druck in den Venen zu messen. Vor Jahren gab es dafür nur Methoden, die lediglich eine ziemlich grobe Messung zuließen. Wenn man heutzutage präzise Messungen benötigt, werden sie am besten und leichtesten mittels eines intravenösen oder intrakardialen Katheters und eines angeschlossenen Manometers vorgenommen.

Druck im Venensystem des großen Kreislaufs. Meistens genügt es, den Druck im Venensystem durch einfache Inspektion der Jugularvenen zu schätzen, wobei die zu untersuchende Person steil in aufrechter Haltung sitzt. Dieser Jugularvenendruck zeigt den Grad einer Stauung im Venensystem des gesamten Körpers an, ausgenommen den Fall, daß es sich um Verschluß oder örtliche Kompression der Jugularvenen oder

Der Blutdruck 109

der Vena cava cranialis, wie beim oberen Mediastinalsyndrom, handelt. In aufrechter Haltung kommt in der unteren Hälfte des Körpers zum Venendruck der hydrostatische Faktor hinzu. Normalerweise sollte der Jugularpuls über den Klavikeln nicht bemerkbar sein. Eine Ausnahme bilden hier nur die seltenen Fälle, wo es sich um Pykniker mit einem gedrungenen Oberkörper und einem hohen Zwerchfellstand handelt. Beim Erwachsenen variiert der vertikale Abstand zwischen dem Ostium der Vena cava cranialis am rechten Vorhof bis zum oberen Rande der rechten Klavikel gewöhnlich zwischen 8 und 10 Zentimetern. Diese Zahl gibt nun gleichzeitig den Normaldruck (6 bis 8 cm) im venösen System an, d. h. genaugenommen liegt sie ein wenig über dessen oberer Grenze. Wird also der Jugularpuls auf seiner Höhe oberhalb der Klavikel sichtbar, so darf man einen Überdruck im Venensystem diagnostizieren; ja man kann sogar den Druck in Zentimetern schätzen, indem man die Anzahl der Zentimeter, die der Puls über der Klavikel in die Höhe kommt, zur Entfernung hinzuzählt, die normalerweise vom Herzen bis zum oberen Klavikelrand besteht. Eine solche Messung wird also dann lauten: 3 cm + 9 cm = 12 cm; oder: 14 cm + 9 cm = 23 cm; die erste Gleichung stellt die Verhältnisse bei leichtem Venenhochdruck, die letztere einen ausgesprochenen Hochdruck dar.

Messungen für die Druckwerte in der Vena cava cranialis und dem rechten Vorhof mittels des Katheters ergaben Normwerte zwischen 3 und 5 cm für V. cava und zwischen +3 und −3 cm für den Vorhof.

Eine *Zunahme des Druckes im Venensystem* kann unter den Bedingungen des VALSALVAschen Druckversuches (forcierte Exspiration bei geschlossener Glottis nach tiefer Inspiration) vorübergehend vorkommen. Auch bei starker Anstrengung nach reichlicher Flüssigkeitszufuhr oder nach Infusionen tritt eine physiologische Drucksteigerung ein. Ein pathologischer Anlaß hierfür ist entweder das *Versagen des rechten Ventrikels* (was am häufigsten der Fall ist) oder die *Einpanzerung des Herzens* durch eine chronisch fibröse oder kalzifizierende Perikarditis, bzw. durch Herztamponade – was seltener vorkommt – und schließlich die *Verlegung des Lumens einer oder beider venae cavae* durch Mediastinaltumoren oder entzündliche Vorgänge. Auch ein Tumor oder ein starkes Gerinnsel im *rechten Vorhof*, sowie *Verschluß oder Kompression* irgendeiner Vene an einer bestimmten Stelle steigern den Druck im venösen System. Einer der Hauptschlüssel, um das Problem der Differentialdiagnose zwischen Leberzirrhose (mit und ohne Aszites) und einer Concretio pericardii zu lösen, ist der beim Panzerherzen an den Halsvenen deutlich in Erscheinung tretende erhöhte Venendruck im großen Kreislauf. In manchen Fällen von ausgeprägter Trikuspidalinsuffizienz oder von starker Dilatation des rechten Ventrikels mit deutlichem Venenpuls läßt sich der ziemlich erhebliche Pulsdruck in den Venen direkt messen. Wie bereits erwähnt, ist die ausgiebige, andauernde Pulsation in den Jugularvenen in der Mehrzahl der Fälle ein deutlich sprechender Hinweis auf das Bestehen einer Trikuspidalstenose (und = insuffizienz), die mit einer Mitralstenose kombiniert ist.

Abfall des Druckes im Venensystem hat keine klinische Bedeutung, obwohl er zweifellos bei Hungerzuständen und Oligämie jeder Genese vorkommt.

Der Druck in den Pulmonalvenen und im linken Vorhof (was dasselbe bedeutet) lassen sich jetzt auch direkt messen, indem oberhalb des Sternums, transthorakal oder durch das Bronchoskop eine Nadel eingeführt wird. Die Messung kann auch bei Herzoperationen vorgenommen werden, bzw. mit einem Katheter, der bis in eine kleine Lungenarterie hineingeführt oder durch einen Vorhofseptumdefekt geschoben ist. Dieser Druck, sowohl derjenige im linken Vorhof als der in den Lungenvenen, ist beim Versagen des linken Ventrikels, bei Mitralklappenfehlern, sowie bei thrombotischem oder tumorösem Verschluß des linken Ventrikels erhöht.

Druck im Pfortadersystem. Da dieser Druck klinisch nicht

meßbar ist, brauchen wir nur zu wissen, ob er erhöht ist, wie das bei fortgeschrittener portaler Leberzirrhose, sowie bei Milzvenenthrombose der Fall ist. Dabei treten auch Ösophagusvarizen und eine Splenomegalie in Erscheinung. Manchmal kann hierbei auf chirurgischem Wege durch Anastomosenoperation Abhilfe geschaffen werden. Man hat sich dahin geeinigt, daß man als Norm für den Blutdruck im Pfortadersystem 15 bis 20 cm (Wasser) betrachten will. Alles was 20 cm übersteigt, muß als Erhöhung angesehen werden.

11. Kapitel

Das Röntgenbild des Herzens und der großen Gefäße

Hin und wieder, wenn auch nur selten, gibt die Betrachtung des Röntgenbildes vom Herzen, den großen Gefäßen und den Lungen erst endgültigen Aufschluß über die Diagnose. Häufig bestätigen die Bilder aber lediglich die klinische Diagnose; zuweilen sind sie auch „negativ" und tragen nicht zur Unterstützung der Diagnose bei, die man in der Höffnung, eine Bestätigung im Röntgenbild zu finden, gestellt hat. Dann muß man eben nach weiteren Indizien suchen. Aus diesem Grunde halte ich bei jeder Routineuntersuchung auch die Durchleuchtung für wesentlich, obwohl sie mir nur selten den eigentlichen Schlüssel zu einer Diagnose gebracht hat. Mir scheint aber dabei die Beobachtung der Bewegung des Herzens und der Aorta, der Lungenhili und des Zwerchfells doch sehr wertvoll; weiter empfiehlt sich eine einfache, orthodiagraphische Messung des transversalen Durchmessers des Herzens zu machen, um später unter denselben Untersuchungsbedingungen vergleichen zu können. Solche Zahlen sind natürlich nur bis auf einen halben Zentimeter genau, aber es ist doch nützlich, auf diese Weise immer wieder in gewissen Zeitabständen den Durchmesser zu bestimmen und zu notieren, sowie eine allgemeine Beschreibung des bei der Durchleuchtung Gesehenen zu besitzen. Am empfehlenswertesten ist natürlich eine Kombination von Herzfernaufnahme (2 m Abstand), Orthodiagramm und Durchleuchtung, die jährlich oder in noch kürzeren Abständen ausgeführt werden, wenn man auch meist mit der einen oder anderen Technik allein auskommt.

Was nun die Schlüssel angeht, die sich aus den Aufnahmen ergeben, so ist die Bestimmung der Herzgröße wohl am wichtigsten. Nicht selten ist es bei der körperlichen Untersuchung wegen Fettleibigkeit, Emphysem oder Verlagerung des Herzens aus diesem oder jenem Grunde schwierig, wenn nicht gar unmöglich, festzustellen, wie groß ein Herz ist. In solchen Fällen ist die Röntgenröhre unschätzbar. Ein kleiner oder ein normaler Herzschatten spricht an sich schon dagegen, daß ein Herzleiden als Ursache für Dyspnoe oder Ödem in Frage kommt, außer es handelt sich um eine Mitralstenose mit anfallsweiser Dyspnoe und einem nicht allzu sehr vergrößerten linken Vorhof oder um eine Concretio pericardii mit vergrößerter Leber und gestauten Halsvenen. In diesen Ausnahmefällen muß man den Schlüssel zur Diagnose anderwärts suchen, etwa im Elektrokardiogramm oder bei der körperlichen Untersuchung. Ist der Herzschatten vergrößert, so sagt das auch nur wenig, da in diesem Falle sowohl eine Herzkrankheit als auch manche andere Ursache für Dyspnoe oder Ödeme verantwortlich sein können. So kann z. B. eine Lungenerkrankung das Herzleiden komplizieren und sich daraus die Dyspnoe erklären oder eine Beinvenenthrombose hinzutreten und Ödeme hervorrufen. Auch in der Vergrößerung eines bestimmten Teiles des Herzens liegt manchmal der Schlüssel zu einem diagnostischen Problem. Obwohl es in vielen Fällen nicht einfach ist, zwischen *einer Vergrößerung des linken* und einer *Vergrößerung des rechten Ventrikels* zu unterscheiden oder den relativen Anteil beider Kammern an der Vergrößerung

Das Röntgenbild des Herzens und der großen Gefäße 113

zu bestimmen, kann sorgfältiges Beobachten, während man den Thorax hinter dem Schirm dreht, manchmal sehr aufschlußreich sein. Eine Vergrößerung des linken Ventrikels vermehrt den Schatten nach dorsal und kaudal sowie nach links (Abb. 1 und 2), während sich der vergrößerte rechte Ventrikel nach vorn ausdehnt, sich gewissermaßen an die vordere Brustwand herandrängt und auch horizontal nach links ausbreitet

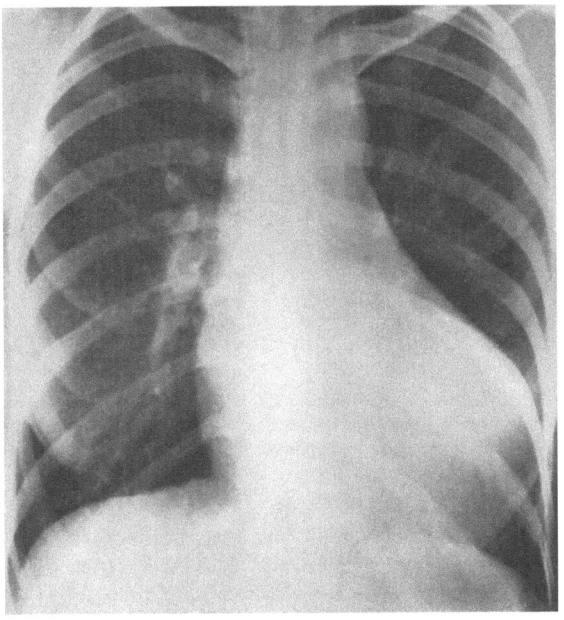

Abb. 1. Deutliche Verbreiterung der linken Kammer bei einer jungen Frau mit hochgradiger Aorteninsuffizienz auf Grund einer angeborenen biskuspidalen Aortenklappe, die durch eine Endocarditis lenta noch zusätzlich geschädigt ist. Der leicht vergrößerte linke Vorhof ist noch durch den Herzschatten hindurch sichtbar.

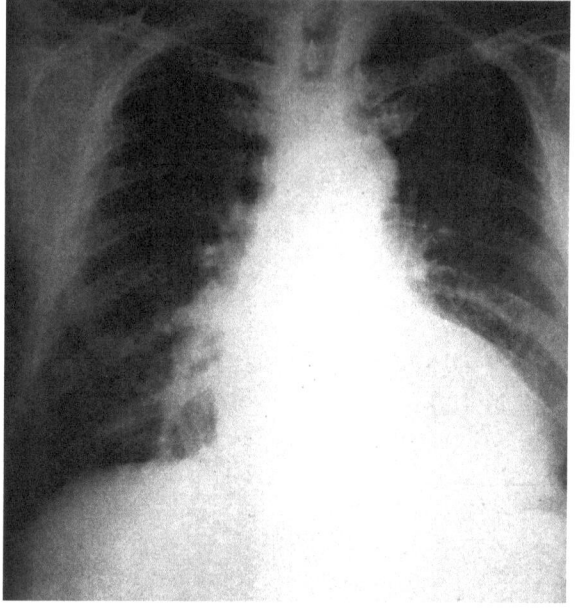

Abb. 2. Erhebliche Vergrößerung d   iken Ventrikels infolge Hypertension bei einem 60jährigen N   Außerdem Anzeichen von
                    Lungenst   g.

(Abb. 3 und 4). Die Form de: orax und die Höhe des
Zwerchfelles müssen dabei aber stets in Rechnung gestellt
werden. Sonst könnte man z. B. bei einem Menschen mit
breitem, gedrungenem Brustkasten und hohem Zwerchfell
fälschlich ein großes Herz diagnostizieren, während er in
Wirklichkeit ein horizontal liegendes, völlig normal großes
Herz hat. Andererseits macht vielleicht bei einem großen
Menschen mit einem langen Thorax und tiefen Zwerchfell das
Herz, weil es vertikal steht, einen ganz normalen Eindruck,

ist aber tatsächlich etwas vergrößert. Beiläufig empfiehlt es sich ganz allgemein, mehr von der Vergrößerung eines Ventrikels als von Hypertrophie oder Dilatation zu sprechen, da in der Mehrzahl der Fälle, in denen die Kammern mehr als nur mäßig vergrößert sind, sowohl die Hypertrophie als die Dilatation hierfür verantwortlich zu machen sind.

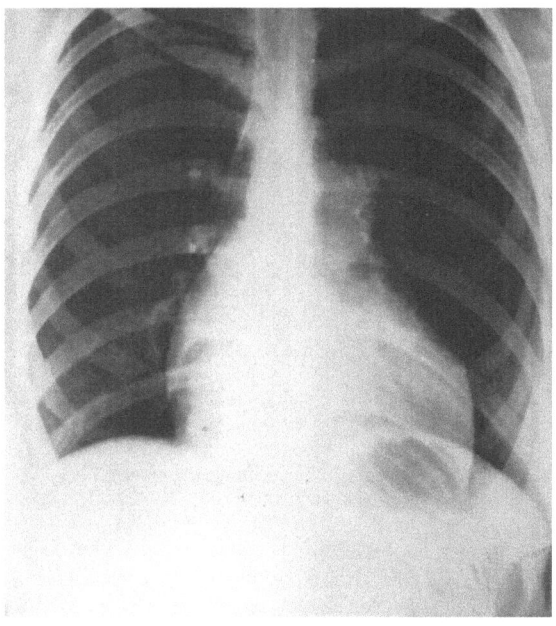

Abb. 3 a. Ausgesprochene Verbreiterung der rechten Kammer bei einer 25jährigen Frau mit Pulmonalstenose und offenem Foramen ovale. Die charakteristische poststenotische Erweiterung der Pulmonalis und die typische spärliche Gefäßzeichnung der Lunge kommen zur Darstellung. Die seitliche Ansicht läßt die Vergrößerung des rechten Ventrikels nach vorn und sein Andrängen gegen das Brustbein erkennen.

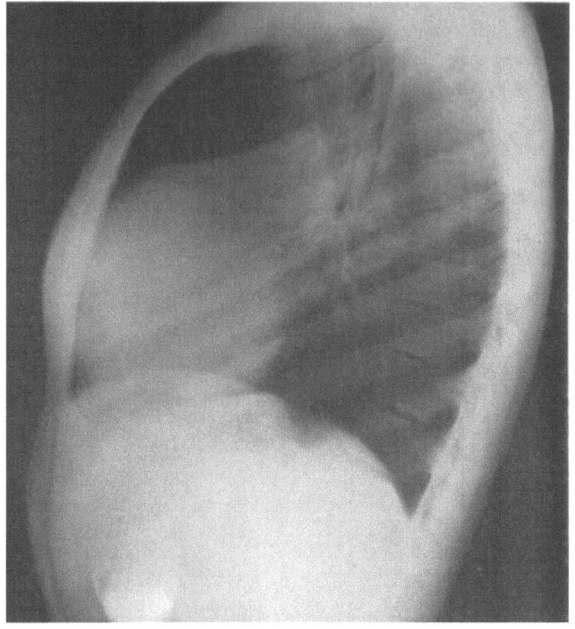

Abb. 3b. Seitliche Ansicht.

Die Vergrößerung des linken Vorhofes bildet bei der Röntgenuntersuchung, besonders bei Patienten mit Mitralstenose, einen sehr gut verwertbaren Befund. Nicht nur, daß die Diagnose damit erhärtet wird, sondern man kann vor allem die wahre Größe des linken Vorhofs feststellen, was mit den physikalischen Untersuchungsmethoden allein nicht möglich ist. Das ist hauptsächlich deshalb so, weil dieser Herzteil sich an der Rückseite des Herzens befindet und nur mit Schwierigkeit perkutiert werden kann (Abb. 5a und b). Manchmal wird

Das Röntgenbild des Herzens und der großen Gefäße 117

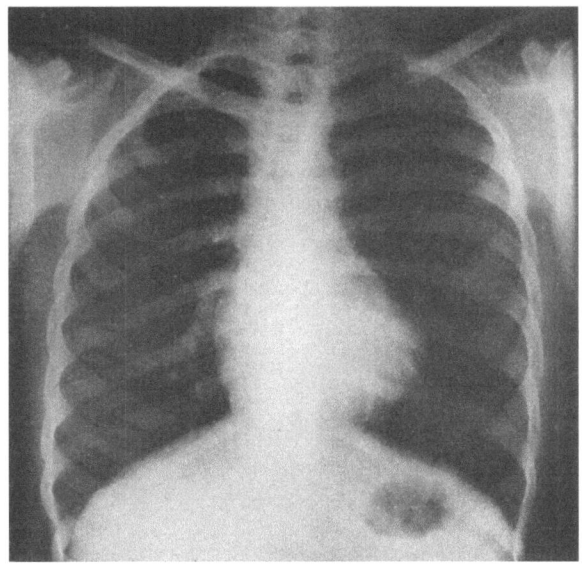

Abb. 4. Frontalaufnahme einer FALLOTschen Tetralogie bei einem 18jährigen Manne. Typische Konfiguration. Angehobene Spitze, die durch die Vergrößerung des rechten Ventrikels bedingt ist. Die Gesamtgröße des Herzens ist bei dieser Ansicht normal. Das Pulmonalissegment ist angedeutet konkav, die Lungengefäßzeichnung infolge der herabgesetzten pulmonalen Blutversorgung spärlich.

überhaupt erst durch das Röntgenbild eine Vergrößerung des linken Vorhofs bei Mitralstenose aufgedeckt, die bei der körperlichen Untersuchung übersehen oder nicht mit Sicherheit diagnostiziert wurde.

Eine *Vergrößerung des rechten Vorhofs* von stärkerem Ausmaße kommt nicht sehr häufig vor, läßt sich aber im Röntgenbild erfassen. Es ist der typische Befund bei Trikuspidalinsuffizienz oder -stenose, kompliziert durch Mitralstenose und

118 *Das Röntgenbild des Herzens und der großen Gefäße*

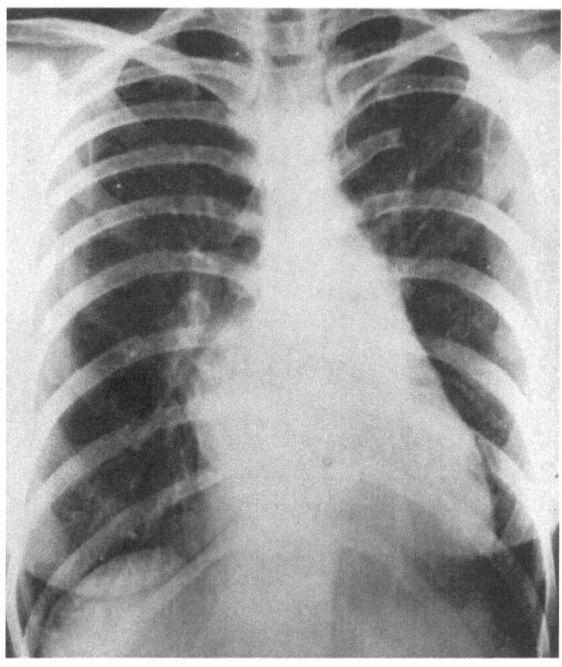

Abb. 5 a. Ein vergrößerter linker Vorhof projiziert sich eben noch unter dem rechten Herzrand. Verbreiterung des rechten Ventrikels und der Pulmonalis sind ebenfalls erkennbar. Der Patient hatte eine „reine" Mitralstenose, die durch Herzchirurgie beseitigt wurde. Im Ösophagus ist Bariumbrei.

Vorhofflimmern und wird auch bei großem Vorhofseptumdefekt angetroffen. Die gewaltigste Volumenvermehrung des Herzens (mit großem, rechtem Ventrikel und sehr großen Vorhöfen bei verhältnismäßig geringer Vergrößerung des linken Ventrikels) ist meist rheumatischen Ursprungs (Abb. 6). Der Schatten eines solchen Herzens füllt zuweilen die Brust ganz

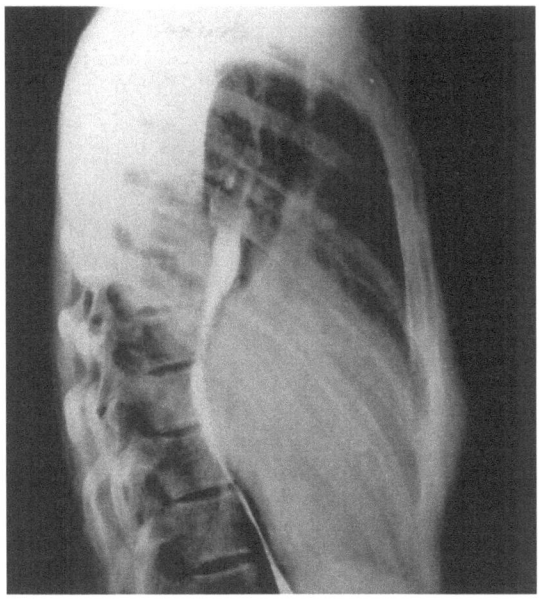

Abb. 5 b. Seitliche Ansicht.

aus, wobei die Ränder überall nahe an die Brustwand reichen. Das *Cor bovinum* (Abb. 1) bei Aorteninsuffizienz ist volumenmäßig nicht sehr groß, dafür aber doppelt schwer; sein Schatten wölbt sich weit nach unten und außen in Richtung der linken Axilla, reicht aber nicht weit in die rechte Brustseite.

Bei einem großen anterioren oder lateralen *Myokardinfarkt* (Abb. 7) sieht man manchmal eine umschriebene Vorwölbung des linken Ventrikelschattens. Auch die Spitze kann mit einbezogen sein, wenn das Aneurysma sehr groß und entsprechend lokalisiert ist. Obwohl eine solche Ausbuchtung gewöhnlich an sich schon die Diagnose sichert, ist auch ihre Pulsation

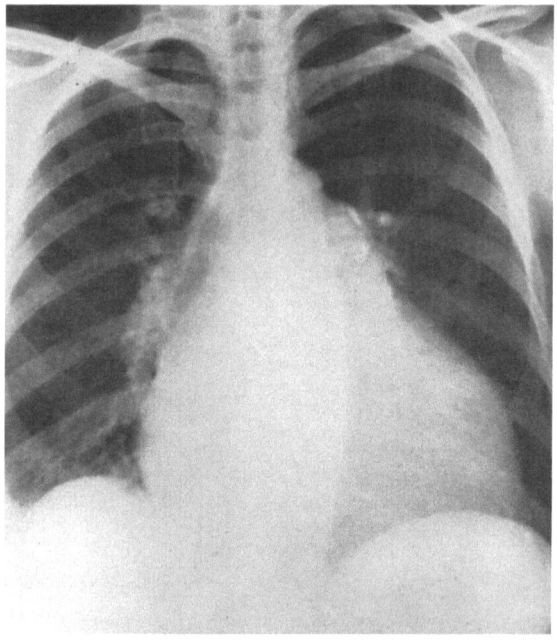

Abb. 6. Deutliche allseitige Vergrößerung des Herzens bei kombiniertem Mitralvitium und Trikuspidalinsuffizienz im dekompensierten Zustand. Der linke Hauptbronchus ist durch den vergrößerten linken Vorhof etwas angehoben.

noch ein schlüssiger Beweis. Wenn der Rest des ventrikulären Herzschattens sich bei der Systole zusammenzieht, erweitert sich der narbige Anteil der Vorwölbung und verursacht eine *paradoxe Pulsation,* die häufig hinter dem Schirm beobachtet werden kann. Ist der narbige Defekt nicht so groß, um ein ausgesprochenes Aneurysma zu verursachen, dann bewegt sich diese Stelle während der Systole häufig scheinbar nicht mit und verändert dadurch die Kontur des sogenannten Kymogrammes, das die Bewegungen der Herzoberfläche entweder mittels eines Bleirasters oder mit Hilfe einer Photozelle auf einen Film überträgt. Außer für den versierten Röntgenologen ist es aber schwierig, einen mäßig großen oder relativ kleinen Myokardinfarkt röntgenologisch festzustellen.

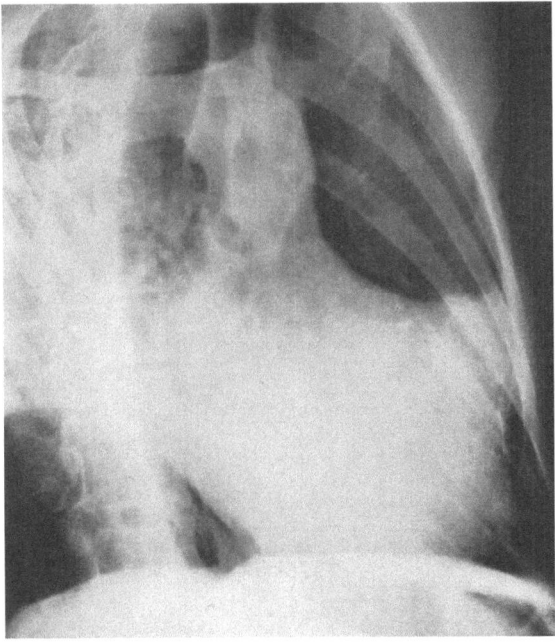

Abb. 7. Ein Kammeraneurysma, das aus der Vorderwand vorspringt und am besten im 1. schrägen Durchmesser zur Darstellung zu bringen ist. Verkalkung im umgebenden Myokard oder in einem muralen Thrombus. Der Patient hat schon dreimal einen Myokardinfarkt gehabt und überlebt.

Ein Fehler, der bei der Interpretation des Röntgenbildes früher häufig gemacht wurde, heute seltener begangen wird, liegt darin, daß ein beträchtliches *Fettdepot* längs der linken Herzgrenze, und zuweilen auch längs der rechten, in den Herzschatten einbezogen wird. Dieser Befund ist am häufigsten bei solchen Menschen, die meist auch anderweitig ein gutes Teil Fett über den Körper verteilt besitzen und deren Herz häufig quer oder horizontal über einem hohen Zwerchfell liegt. Diese

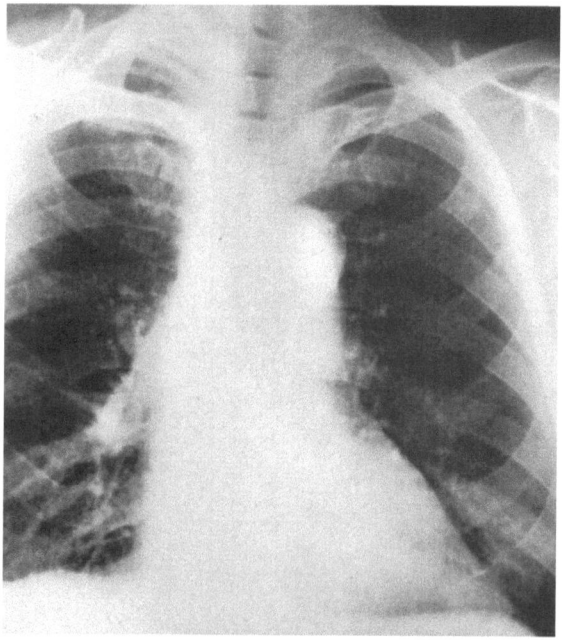

Abb. 8. Dreieckiger Fettbürzel an der Herzspitze eines fettleibigen Patienten. Dadurch könnte irrtümlich der Eindruck eines vergrößerten Herzens entstehen. Durch das Fettgewebe hindurch projiziert sich die runde Kontur der Herzspitze.

Position bewirkt an sich schon, daß der Herzschatten etwas vergrößert ist. Das stärkste Fettdepot befindet sich gewöhnlich an der Spitze oder deren nächster Nähe, wo der Herzschatten mit dem des Zwerchfelles verschmilzt (Abb. 8). Es kann dann in diesem Herz-Zwerchfellwinkel ein *Fettdreieck* von mehreren Zentimetern Durchmesser vorhanden sein und fälschlich für einen Teil des Herzschattens gehalten werden und Anlaß zu der Fehldiagnose „Herzvergrößerung" geben. Man sollte bei Fettleibigen vor diesem Irrtum immer auf der Hut sein. Die sorgfältige Betrachtung des Röntgenbildes und die Feststellung, daß der Herzspitzenkontrast eine größere Dichte als das restliche, bis zum Zwerchfell und schräg zur Axillarlinie reichende Schattendreieck aufweist, kann davor bewahren. Am besten lassen sich die Grenzen des Herzschattens bzw. Fettschattens hinter dem Schirm beurteilen, wobei der Unterschied in der Dichte deutlicher ist und der Fettschatten vom Herzschatten bei tiefer Inspiration getrennt werden kann.

Man kann die *Erkrankungen des Herzbeutels* nur zu einem kleinen Prozentsatz röntgenologisch feststellen, aber glücklicherweise fast immer in schweren Fällen. Eine akute, Fieber, Schmerzen oder perikarditisches Reiben verursachende Perikarditis, sei sie nun rheumatischen Ursprungs oder durch ein Virus hervorgerufen, ist meistens bei einer Röntgenaufnahme oder Durchleuchtung nicht zu erfassen. Wenn sich jedoch ein beträchtlicher Erguß, d. h. von mehr als 250 ccm, entwickelt, so läßt er sich durch Serienaufnahmen zur Darstellung bringen. Bei einer akuten oder subakuten Tuberkulose des Perikards kann der Herzschatten – bei im übrigen relativ spärlicher Symptomatik – gewaltige Ausmaße annehmen. In Fällen, in denen sich der Erguß rascher entwickelt, macht sich die Tamponade des Herzens frühzeitig bemerkbar. Obwohl ein großer Herzbeutelerguß, wie man immer wieder hören kann, ein typisches Schattenbild geben soll („Dreiecksform [Boxbeutelform] des Herzens"), darf man sich auf dieses Anzeichen

124 *Das Röntgenbild des Herzens und der großen Gefäße*

doch keineswegs verlassen, denn die Herzsilhouette kann auch durch den darüberlagernden Erguß lediglich nach allen Seiten gleichmäßig vergrößert sein (Abb. 9a und b). Natürlich tritt auch häufig, wie z. B. bei akutem, rheumatischem Fieber, ein Herzbeutelerguß mit einer Dilatation des Herzmuskels zusammen auf. Dann wird die Untersuchung mit Hilfe des Röntgenbildes sehr schwierig, wenn nicht gar unmöglich. In solchen Fällen deckt die körperliche Untersuchung wertvollere Anzeichen auf: Perikardiales Reiben, Pulsus paradoxus, Le-

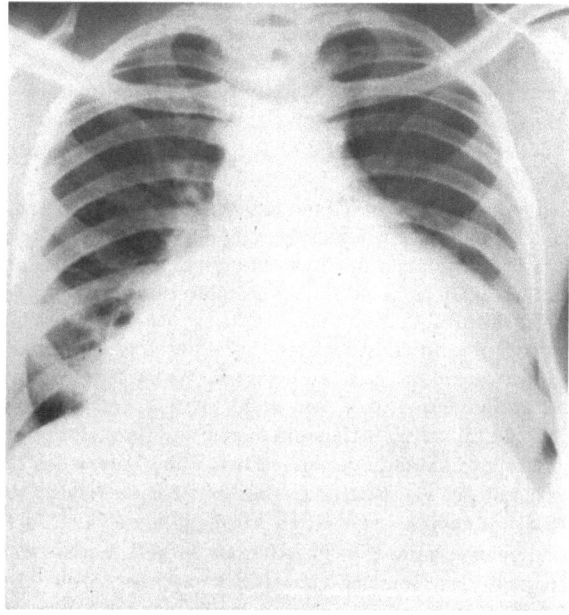

Abb. 9a. Ein großer Herzbeutelerguß, vor und nach Punktion und Einfüllung von Luft.

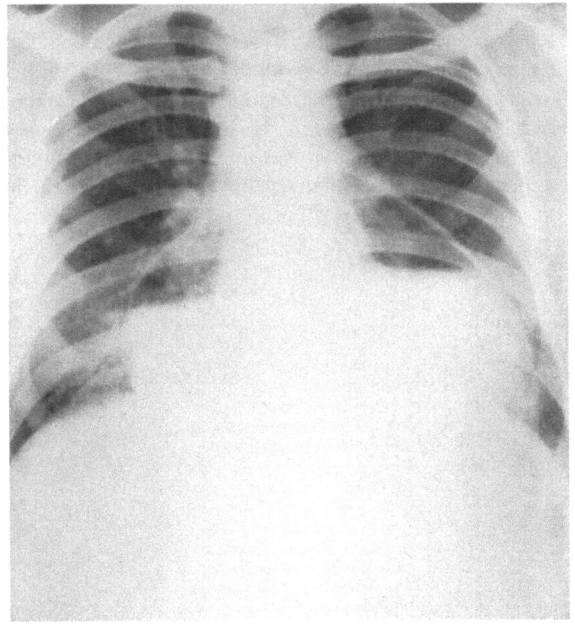

Abb. 9b. Erklärung s. Abb. 9a.

bervergrößerung und vermehrte Füllung der Halsvenen. – Bei der Durchleuchtung kommt einem manchmal noch ein anderes aufschlußreiches Anzeichen diagnostisch zu Hilfe: Wenn das Herz durch einen Erguß sehr beengt wird, läßt die Pulsation des Herzschattens nach – allerdings kann gelegentlich auch ein muskelschwaches, dilatiertes Herz fast jede Pulsation vermissen lassen, ohne daß die perikardiale Flüssigkeit im geringsten vermehrt wäre.

Chronische Herzbeuteladhäsionen, wie sie bei rheumatischen Erkrankungen vorkommen, werden beim Röntgen ge-

126 *Das Röntgenbild des Herzens und der großen Gefäße*

wöhnlich nicht sichtbar. Liegen jedoch die sonstigen Anzeichen einer Concretio pericardii vor, so kann man vielleicht die Diagnose durch das Röntgenbild erhärten, doch sollte bei einer schweren Perikarderkrankung die klinische Diagnose bereits feststehen, ehe mit Hilfe des Röntgenbildes der Beweis erbracht ist. Hin und wieder veranlaßt die Aufdeckung von perikardialen Kalzifikationen (Abb. 10a und b) dazu, nach

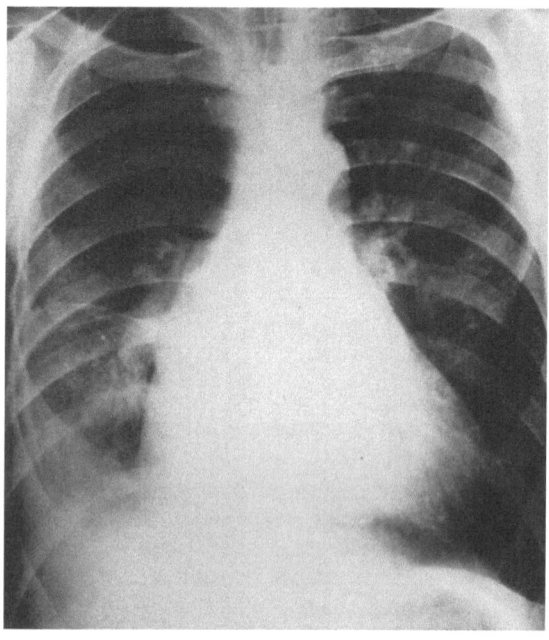

Abb. 10a. Concretio pericardii bei einem 50jährigen Mann. Das Herz ist nur wenig verbreitert, ein rechtsseitiger Pleuraerguß ist nachweisbar. Die Kalkeinlagerungen ins Perikard kommen in der seitlichen Aufnahme, wie das häufig der Fall ist, besser zur Darstellung. Im Ösophagus ist Barium.

anderen, weniger schweren Anzeichen für eine Einengung des Herzens zu suchen, die vielleicht früher übersehen sein könnten. Man sollte aber auch daran denken, daß Kalkeinlagerungen ins Perikard manchmal Überreste eines alten, mei-

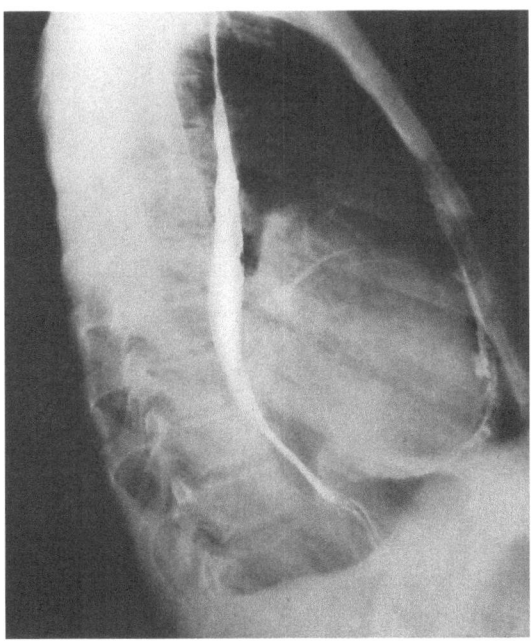

Abb. 10 b. Seitliche Ansicht.

stens geheilten, tuberkulösen Prozesses sind, der in manchen Fällen nie ein solches Ausmaß erreicht haben dürfte, um eine Einengung des Herzens zu verursachen. Endlich gibt es eine chronisch schrumpfende Perikarditis mit und ohne Kalkeinlagerungen, die das Herz wie mit einem Lederhandschuh über-

128 *Das Röntgenbild des Herzens und der großen Gefäße*

zieht, so daß der Herzschatten hinter dem Schirm wenig oder gar nicht mehr pulsiert. Wenn letzteres bei einem verhältnismäßig kleinen Herzen der Fall ist und Anzeichen von Überdruck im Venensystem vorhanden sind, so haben wir damit für die Diagnose einen sehr wichtigen Schlüssel. Natürlich

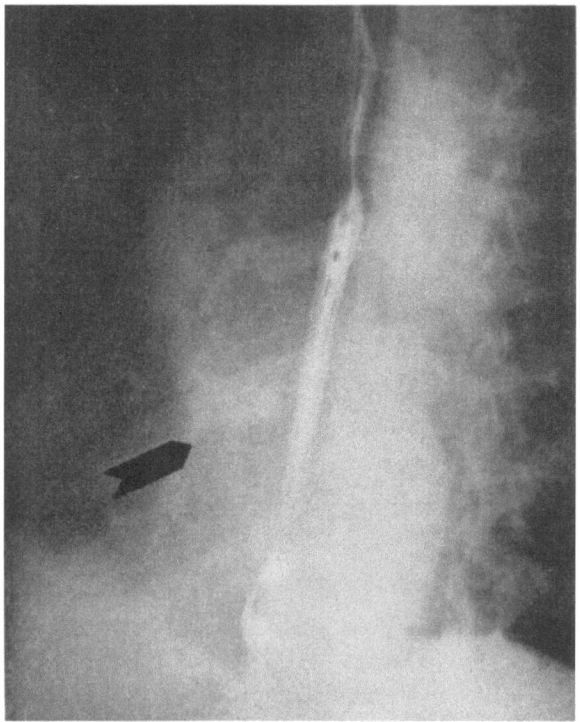

Abb. 11. Verkalkung der Aortenklappe bei einem jungen Mann mit Aortenstenose, die sich am besten im 2. schrägen Durchmesser darstellt. Im Ösophagus ist Bariumbrei.

spricht ein auffallend kleiner Herzschatten bei Vorliegen von Stauungserscheinungen an sich schon für chronisch schrumpfende Perikarditis, ob er nun pulsiert oder nicht. In solchen Fällen bestätigen charakteristische Veränderungen der T-Zacken im Ekg noch die Diagnose. Als Spätfolge einer Myokarderkrankung (nach alten Infarkten) oder einer Perikarditis kann man gelegentlich Kalkeinlagerungen finden. Manchmal sind solche auch bei chronischen Klappenerkrankungen, z. B. bei Aortenstenose (Abb. 11) anzutreffen und dienen dann zur Erhärtung der Diagnose.

Nun zum *Röntgenbild der großen Gefäße:* Wie der linke Vorhof, so liegt auch die *Aorta* weitgehend außerhalb des Bereichs der physikalischen Untersuchungsmöglichkeiten, falls sich nicht zufällig ein Aortenaneurysma an der vorderen Brustwand direkt bemerkbar macht. Die meisten *Aortenaneurysmen* in der Brustregion kann man jedoch nur bei der Röntgenuntersuchung finden. Das ist eine der Ursachen, weshalb ich mich bei meinen Herzpatienten niemals ohne Durchleuchtung oder Übersichtsaufnahme des Thorax zufrieden gebe, da man unter sehr vielen Fällen immer wieder einmal etwas entdeckt, was auf andere Weise nicht hätte festgestellt werden können. Auch wenn ein sackförmiges Aneurysma klein oder nur von mäßigen Ausmaßen (Abb. 12) ist und keine Symptome oder Beschwerden verursacht, ist eine frühzeitige Diagnose im Hinblick auf die großen Fortschritte der chirurgischen und internen Behandlung der syphilitischen Aortitis im letzten Jahrzehnt doch von Wichtigkeit. Jeder Patient mit positiver Serumreaktion muß röntgenologisch untersucht werden. Die gleiche Forderung ist bei allen Erwachsenen zu stellen, die irgendwelche ungeklärten Symptome oder Beschwerden im Brustraum haben, seien sie nun nachgewiesenermaßen Syphilitiker oder nicht. Es gibt auch am Aortenschatten Veränderungen, die sich, wenn sie auch nicht immer spezifisch sind, als diagnostische Hilfen erweisen können. Eine *generalisierte Erweiterung der Aorta,* besonders der Aorta ascendens, kommt z. B. häufig bei Patienten mit chronischem Hochdruck, fortgeschrittener Atherosklerose oder syphilitischer Aortitis vor. Bei alten Leuten kann eine solche Dilatation der Hauptschlagader ein derartiges Ausmaß annehmen, daß es bei gleichzeitigem Elastizitätsverlust der Aortenwand und – wenn auch nur geringer – Sklerosierung zur sogenannten *senilen Ektasie*, ja sogar zu einer tödlichen Ruptur kommen kann. Ein

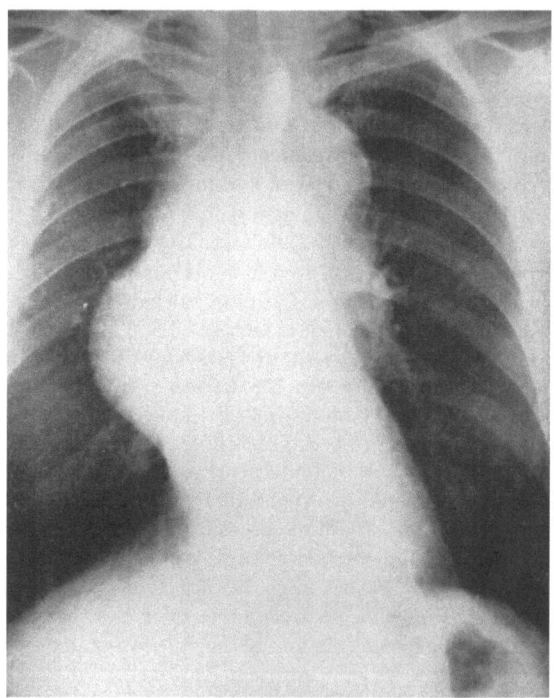

Abb. 12. Syphilitisches Aneurysma der Aorta ascendens von mäßiger Größe. Geringfügige Kalkeinlagerungen im Aortenbogen.

Aneurysma dissecans läßt sich manchmal durch den Vergleich zeitlich aufeinander folgender Röntgenbilder (wie bei den Abb. 13a und b) diagnostizieren. Auch bei der verhältnismäßig selten vorkommenden Arachnodaktylie ist die Aorta gewöhnlich erweitert. Bei hochgradiger Aortenstenose ist die Aorta ascendens gewöhnlich dilatiert, eine Auswirkung des systolischen Blutstrahls.

Unter Umständen kann man manchmal auch eine *Verlängerung und Schlängelung der Aorta* beobachten. Nach meiner

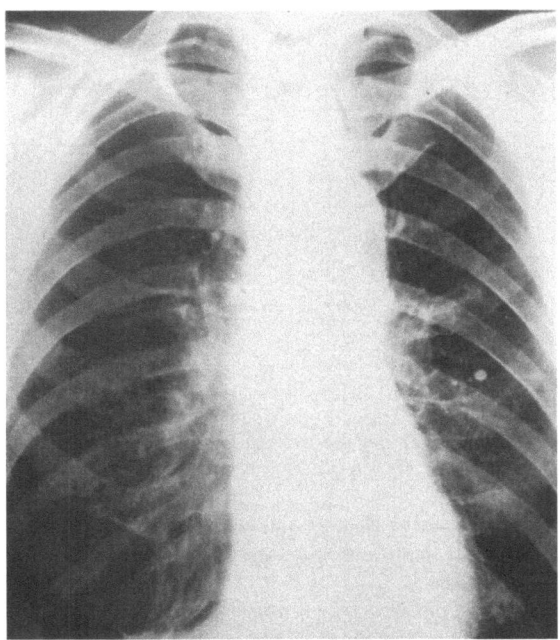

Abb. 13a. Verbreiterung des Aortenbogens und der Aorta descendens, hervorgerufen durch ein Aneurysma dissecans bei einem Patienten mit Hypertension. Vor dem Einbruch.

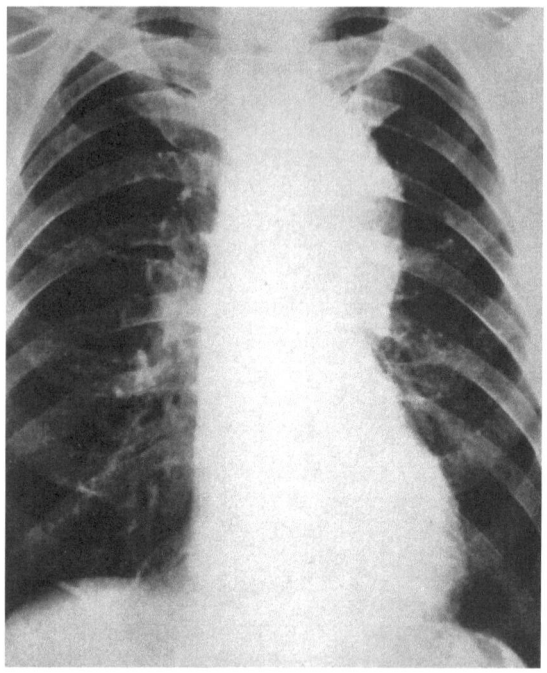

Abb. 13 b. Zehn Monate nach der ersten Aufnahme und kurz nach einem Schmerzanfall, der klinisch mit dem Einbruch in die Aortenwand gleichzusetzen war.

Erfahrung ist dieser Befund am ausgeprägtesten bei syphilitischer Aortitis, mag noch ein sackförmiges Aneurysma dazutreten oder nicht.

Auch *Kalkeinlagerungen in die thorakale Aorta* treten bei der Röntgenaufnahme deutlich hervor. Sie sind hier allerdings weniger häufig anzutreffen als in der Bauchaorta. Klinisch ist ihre Bedeutung gering, wenn die Verkalkung nicht gerade die

Aorta ascendens besonders stark betrifft. In diesem Fall handelt es sich mit großer Wahrscheinlichkeit um eine alte syphilitische Aortitis (Abb. 14). Wenn die Kalkeinlagerungen sich vorwiegend im Aortenbogen und der Aorta descendens finden, darf man darin einen Beweis mehr für das Vorhandensein einer generalisierten Atherosklerose erblicken, von der die wichtigsten Arterien, so besonders auch die Koronararterien, die Hirn- und Nierengefäße betroffen sind. Übrigens kann man bei sorgfältigster Betrachtung ganz selten auch ein-

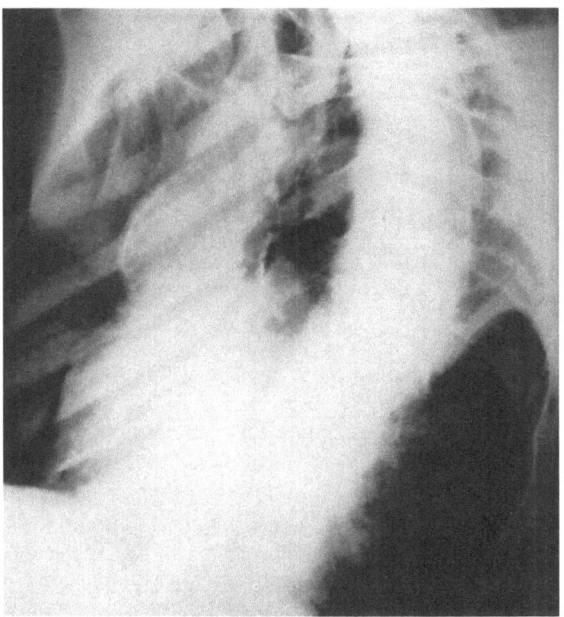

Abb. 14. Erweiterung und Verkalkung der Aorta ascendens auf Grund einer Aortitis luica. Das kommt im zweiten schrägen Durchmesser am besten zur Darstellung.

mal beim Röntgen eine *Verkalkung der Koronararterien* aufdecken. Ich möchte diesen Befund allerdings nicht als Schlüssel bezeichnen, da er nicht zu bedeuten braucht, daß eine Koronarinsuffizienz vorliegt. Es kann sich ja immer ein ausreichender Kollateralkreislauf entwickelt haben. Andererseits haben die meisten Patienten mit Angina pectoris oder Koronarthrombose kaum so viel Kalkeinlagerungen in den Kranzgefäßen, daß man sie auf dem Röntgenbild sehen könnte. Manchmal findet man ein *Aneurysma dissecans der Aorta,* wie bereits erwähnt, beim Vergleichen von Serienaufnahmen (Abb. 13 a und b). Eine doppelwandige Aorta mit verkalktem Innenrohr kommt als Rarität nur gelegentlich vor. Bei ganz unklaren Fällen muß man allerdings auch danach Ausschau halten.

Es gibt zwei angeborene Anomalien der Aorta, die röntgenologisch festgestellt werden können. Die erste ist eine *rechtsseitige Aorta,* die klinisch vollkommen ohne Bedeutung sein kann. Gelegentlich tritt sie jedoch mit anderen angeborenen Defekten, die Störungen verursachen, zusammen auf. So ist z. B. an den regelwidrigen Abgang der rechten Arteria subclavia von der Aorta descendens zu denken. Dadurch wird ein Schnürring von Arterien um Trachea und Ösophagus gebildet. Da aber in solchen Fällen chirurgische Abhilfe möglich ist, darf man einen rechtsseitigen Aortenbogen nicht einfach als eine interessante Variante mit Verdacht auf weitere Mißbildungen betrachten, sondern man muß dann die Umrisse der Bariumsäule im Ösophagus nach Schlucken von Kontrastbrei auf eine etwaige Striktur absuchen.

Die zweite Aortenanomalie besteht in einer *kongenitalen Isthmusstenose,* die gar nicht so selten die Ursache des Hochdruckes bei Kindern und jungen Leuten bildet. Man kann sie im Röntgenbild (Abb. 15 a) an der Abflachung oder Verschmälerung des Aortenbogens bzw. des Aortenschattens dicht unterhalb des Aortenbogens erkennen. Infolge der usurierenden Wirkung der im Kollateralkreislauf stark erweiterten Interkostalarterien kommt es bei Jugendlichen und Er-

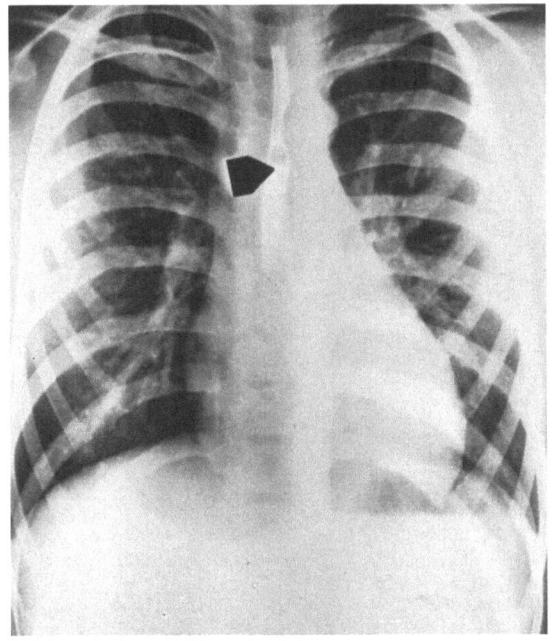

Abb. 15a. Aortenisthmusstenose bei einem 9jährigen Knaben. Vorläufig sind die Rippenusuren noch gering. Der linke Ventrikel ist etwas groß. Die verengte Stelle, auf die der Pfeil hindeutet, hebt sich vom bariumgefüllten Ösophagus ab. Eine leichte, poststenotische Erweiterung kommt unterhalb davon zur Darstellung.

wachsenen zu Einkerbungen an den Rippen (Abb. 15b). Häufig sind im Röntgenbild außer diesen auch die oben erwähnten Anzeichen vorhanden. Früher kam es häufig vor, daß der Röntgenologe zufällig auf Grund von Rippenusuren eine Isthmusstenose entdeckte und die Aufmerksamkeit des Internisten oder Pädiaters auf diesen Befund und damit die Ursache einer sonst vielleicht unerklärbaren Hypertension hinlenkte.

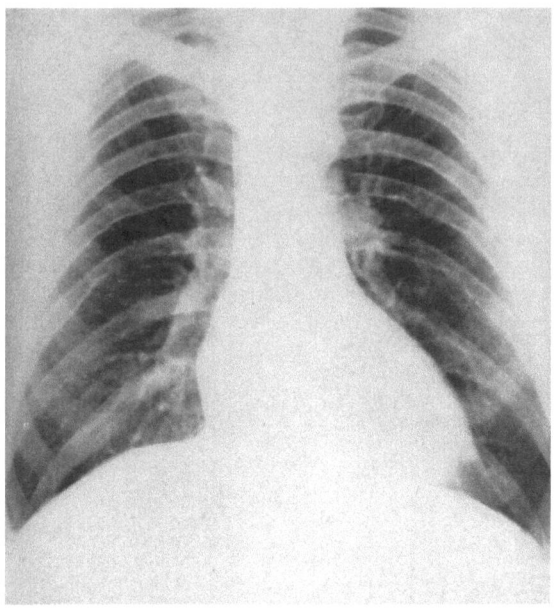

Abb. 15 b. Die zweite Aufnahme zeigt die Aortenisthmusstenose bei einem älteren Menschen, bei dem die Usuren an den Rippen schon sehr ausgeprägt sind.

Aber der versierte Praktiker von heute sollte in einem solchen Fall das Röntgenbild eigentlich nur noch zur Erhärtung seiner klinischen Diagnose anfertigen. Trotzdem ist und bleibt das Röntgenbild (Abb. 15 a und b) immer Quelle der wertvollsten Aufschlüsse. Der Chirurg, der heutzutage eine kongenitale Verengung der Aorta beseitigen soll, ist natürlich daran interessiert, deren Lage und Ausdehnung genau zu kennen: Aus diesem Grunde muß dann manchmal mit einem Kontrastmittel ein Aortogramm gemacht werden. Da diese Methode aber

Das Röntgenbild des Herzens und der großen Gefäße

nicht ganz ohne Risiko ist, sollte sie lieber nur in sehr verwickelten Fällen zur Anwendung kommen.

Die *Arteria pulmonalis* und ihre Äste haben erheblichen Anteil am Schatten der großen Gefäße oberhalb des Herzens. Obwohl eine starke Vergrößerung der Pulmonalis wegen ihrer ventralen Lage im Thorax auch durch Perkussion am linken oberen Rande des Sternums festgestellt werden kann, ist doch immer noch ein Röntgenbild nötig, um die richtige Vorstellung von ihrer Größe und ihrem Umfang zu erhalten. Es gibt hauptsächlich vier Ursachen für eine wesentliche, chronische

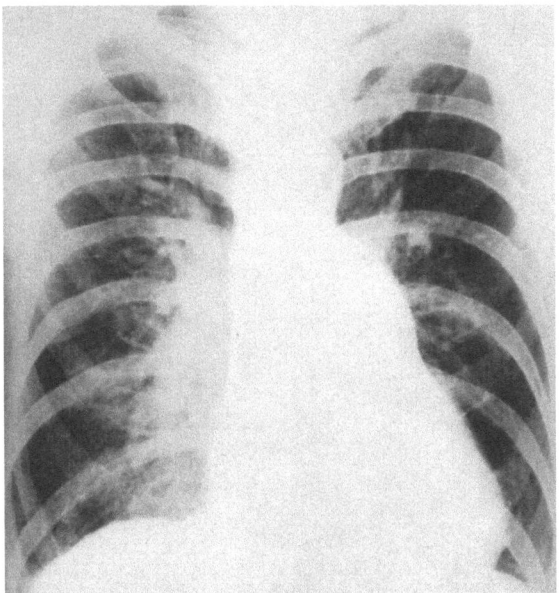

Abb. 16. Vorhofseptumdefekt mit starker Verbreiterung der Pulmonalis und ihrer Äste.

138 Das Röntgenbild des Herzens und der großen Gefäße

Vergrößerung des sogenannten Pulmonalbogens, der von der
Arteria pulmonalis und der Basis ihres linken Hauptastes gebildet wird; während der rechte weitgehend durch die darüberliegende Aorta verdeckt ist. Diese vier Ursachen sind:
1. Überdruck im kleinen Kreislauf infolge von Mitralstenose,
2. Überdruck im kleinen Kreislauf infolge von Lungenthromben oder Endarteriitis obliterans, wodurch die für das chronische Cor pulmonale typische Vergrößerung des rechten Ventrikels entsteht, 3. ein großer links-rechts Shunt, der den

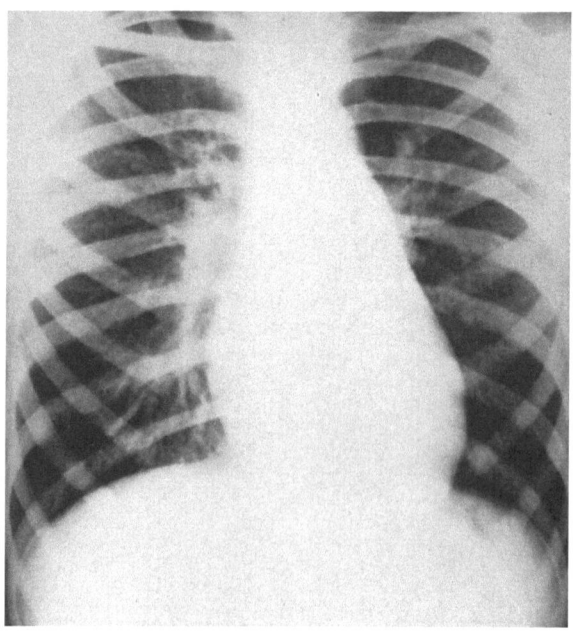

Abb. 17. Offener Ductus arteriosus bei einem 10jährigen Mädchen.
Mäßige Vorbuchtung des Pulmonalbogens und vermehrte Gefäßzeichnung der Lunge.

Lungenkreislauf überlastet, wie das z. B. auch bei kongenitalem Vorhofseptumdefekt (Abb. 16) oder beim offenen Ductus arteriosus (Abb. 17) der Fall ist; 4. angeborene Pulmonalklappenstenose mit Dilatation der Arteria pulmonalis dicht unterhalb der Stenose (auch wenn der pulmonale Druck an sich niedrig ist). Überdruck im Pulmonalsystem infolge Versagens des linken Ventrikels kann selbstverständlich auch eine Vergrößerung der Arteria pulmonalis bedingen. Doch ist diese Vergrößerung wegen des häufig kurz darauf einsetzenden Versagens des rechten Ventrikels meistens weder sehr ausgeprägt noch chronisch. Die stärkste Vergrößerung der Pulmonalis, zu der oft noch eine aneurysmatische Erweiterung ihrer Äste hinzutritt (wodurch die Hilusschatten entsprechend stark verbreitert werden), findet man bei einem ausgedehnten Vorhofseptumdefekt.

In den meisten Fällen setzen sich *vergrößerte Hilusschatten* aus erweiterten Pulmonalarterien und erweiterten Pulmonalvenen zusammen, vorausgesetzt, daß Mitralstenose und Versagen des linken Ventrikels die Ursache der Dilatation sind. Sonst betrifft die Verbreiterung lediglich die Lungenarterien. Obwohl die Pulmonalarterien in Wirklichkeit höher liegen, d. h. nach cranial zu im Mediastinum, besteht eigentlich kein großer Zwischenraum zwischen dem Niveau der Arterien und dem der Venen. Hinter dem Schirm sind sie jedenfalls nicht immer leicht auseinanderzuhalten. – Es gibt ein Krankheitsbild, daß besser bei der Durchleuchtung als auf dem Röntgenbild diagnostiziert werden kann, nämlich die Pulmonalinsuffizienz, die bei stärkeren Graden eine beträchtliche Pulsation der Pulmonalis und der Hilusschatten verursacht. Diese kräftige Pulsation nennt man auch das *Tanzen der Hili*. Ist es vorhanden, so liegt ein Schlüsselzeichen vor, aber es ist nicht sehr konstant, wenn es sich z. B. nur um eine „relative", zeitweilig bestehende Pulmonalinsuffizienz handelt. Bei diesem Klappenfehler tritt auch das GRAHAM-STEELL-Geräusch auf, das ebenso kommen und gehen kann (siehe Kap. 9).

140 Das Röntgenbild des Herzens und der großen Gefäße

Mediastinaltumoren können manchmal von einer Erkrankung des Herzkreislaufsystems nur mit Mühe unterschieden werden. Oft helfen alle Symptome und Zeichen, ja selbst das Röntgenbild, nicht weiter. Die größte Schwierigkeit besteht darin, sich klarzuwerden, ob eine Verschattung ein Tumor (Abb. 18a und b) oder ein Aneurysma ist, da ersterer auch eine Pulsation aus der Umgebung fortleiten und ein aneurysmatischer Sack mit Blutgerinnseln angefüllt sein kann. Abge-

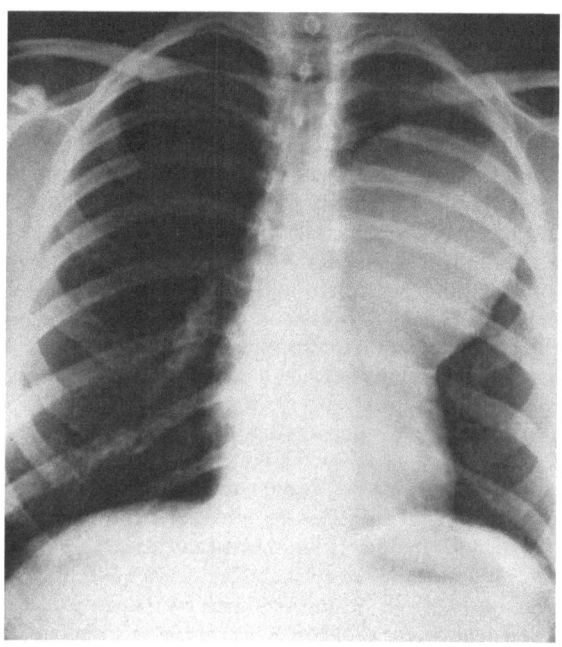

Abb. 18a. Große Dermoidzyste des Mediastinums. Das Wachstum innerhalb 12 Jahren illustriert Abb. 18b. Die Zyste wurde schließlich operativ entfernt.

Das Röntgenbild des Herzens und der großen Gefäße 141

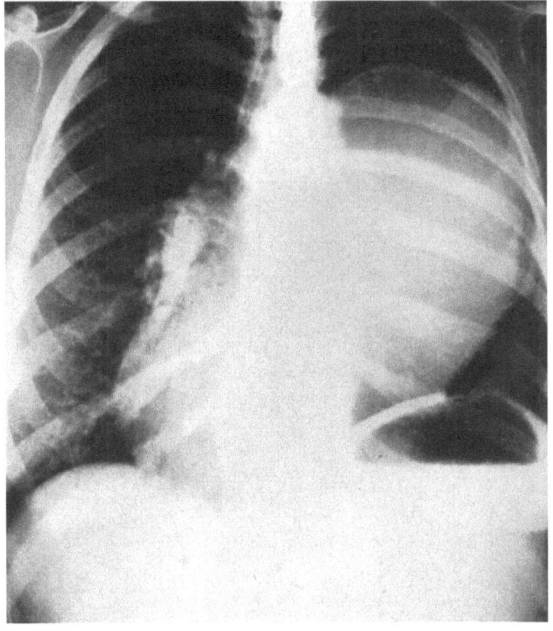

Abb. 18 b. Legende s. Abb. 18 a.

sehen von seltenen Ausnahmen führt jedoch eine sorgfältige Untersuchung des Patienten nach den Regeln der Kunst immer zu der richtigen Diagnose, aber man kann dabei unter Umständen alle erdenklichen Hilfsmittel und Schlüssel benötigen.

Übrigens muß man sich davor hüten, eine Skoliose mit einer Verbreiterung oder Verlagerung des Herzens bzw. der Aorta zu verwechseln, was manchmal vorkommt, wenn man die Filme nicht gründlich betrachtet oder die frontale Durchleuchtung zu oberflächlich macht. Der Fehler kann leicht vermieden werden, wenn man das Bild sorgfältig studiert und die betref-

142 *Das Röntgenbild des Herzens und der großen Gefäße*

fende Person hinter dem Schirm dreht bzw. auch in den schrägen Durchmessern Aufnahmen macht.

Noch zwei Schlußbemerkungen über die Möglichkeit der Beurteilung des kleinen Kreislaufs im Röntgenbild: Ein Pulmonalödem von stärkerem Ausmaß kann in Form einer dif-

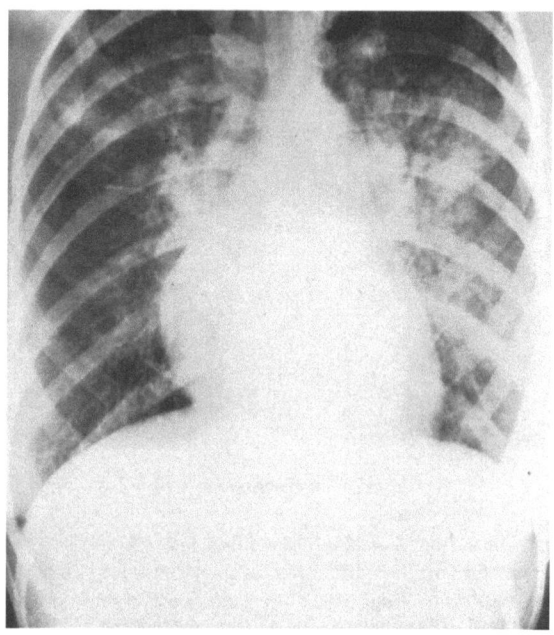

Abb. 19a. Schweres Lungenödem mit Dilatation der Vena cava cranialis und Thoracica longitudinalis dextra bei einer jungen Frau mit Mitralstenose, die jetzt nach einem chirurgischen Eingriff an der Mitralklappe beschwerdefrei ist. Auf der 2. Aufnahme, die nach dem Verschwinden des akuten Lungenödems gemacht ist, sieht man durch den rechten Teil des Herzschattens hindurch noch den vergrößerten linken Vorhof.

fusen Fleckelung der Lungenfelder – entweder generalisiert oder lokal – auf einem Röntgenbilde deutlich zur Darstellung kommen (Abb. 19 a), obwohl im gleichen Fall die physikalische Untersuchung der Lungen wenig ergiebig sein mag. Wie das Ödem selbst rasch kommt und geht, so ist auch dessen röntgenologischer Nachweis bald möglich, bald nicht mehr. – Die andere Schlußbetrachtung gilt dem umgekehrten Bilde, nämlich der ungewöhnlich klaren und hellen Lungenaufnahme, die auf eine Abnahme der in der Lunge zirkulierenden Blut-

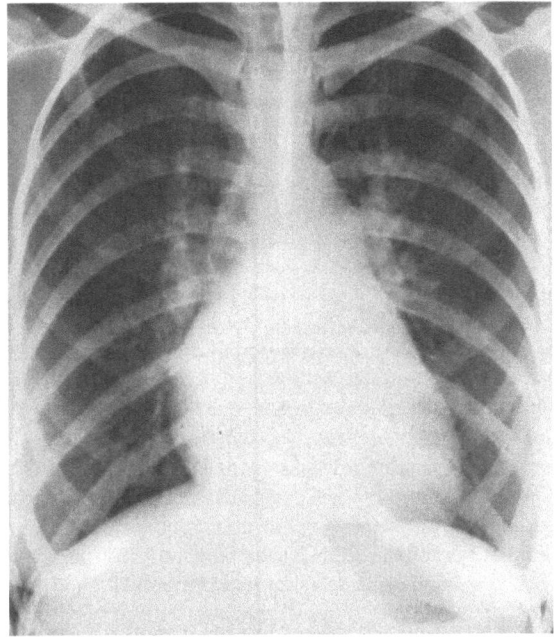

Abb. 19 b. Legende s. Abb. 19 a.

menge schließen läßt. Dieser Befund kann auf eine Lungenhälfte oder einen Teil der Lunge, der distal vor einer pulmonalen Thrombose gelegen ist, beschränkt sein. Dasselbe sieht man in manchen Fällen von Pulmonalstenose, wobei die Versorgung der Lungen weitgehend statt durch das Pulmonalarteriensystem von dem weniger dichten Bronchialarteriennetz bewirkt wird.

Schließlich kann man auch eine *Stauung der großen Hohlvenen*, wie sie bei Versagen des rechten Ventrikels oder bei akuter und chronisch schrumpfender Perikarditis vorkommt, im Röntgenbild erkennen. Die Vena cava caudalis ist allerdings nur zu sehen, wenn sie durch Injektion eines Kontrastmittels (Perabrodil) zur Darstellung gebracht wird, aber die Vena cava cranialis und die Thoracica longitudinalis dextra et sinistra können in gestautem Zustand auch ohne das deutlich herauskommen (Abb. 19a und b). In seltenen Fällen besteht aus vorgeburtlicher Zeit noch eine linke Vena cava cranialis, die in den Sinus coronarius einmündet. Wenn ein Verdacht auf diese Anomalie besteht, so läßt er sich durch Angiokardiographie, d. h. in diesem Fall Kontrastmittelinjektion in die linke Armvene, erhärten.

Die arterio-venöse Lungenfistel, die hin und wieder einmal (bei M. OSLER) vorkommt, tritt als Verschattung von der Größe des betreffenden Gebildes im Röntgenbild hervor (Abb. 20).

Wer sich über die komplizierten Röntgenuntersuchungsmethoden, die zur diagnostischen Klärung von Spezialfällen führen, unterrichten möchte, sei auf die einschlägigen Lehrbücher und Nachschlagewerke der Kardiologie verwiesen. Dazu gehören Methoden wie Angiokardiographie, Herzkatheterisierung, Elektrokymographie und Tomographie. Mit diesen technischen Hilfsmitteln lassen sich natürlich noch besondere Schlüssel finden, z. B. kann man mit einem Herzkatheter bei Vorhofseptumdefekt den Durchgang vom rechten zum linken Vorhof bzw. bei einer FALLOTschen Tetralogie vom rechten Ventrikel in die Aorta, direkt sichtbar machen. Ein weiterer

Vorteil dieser Methoden ist die rasche Darstellungsmöglichkeit einer Thrombose oder Kompression der Vena cava cranialis durch Injektion eines Kontrastmittels in die Armvene.

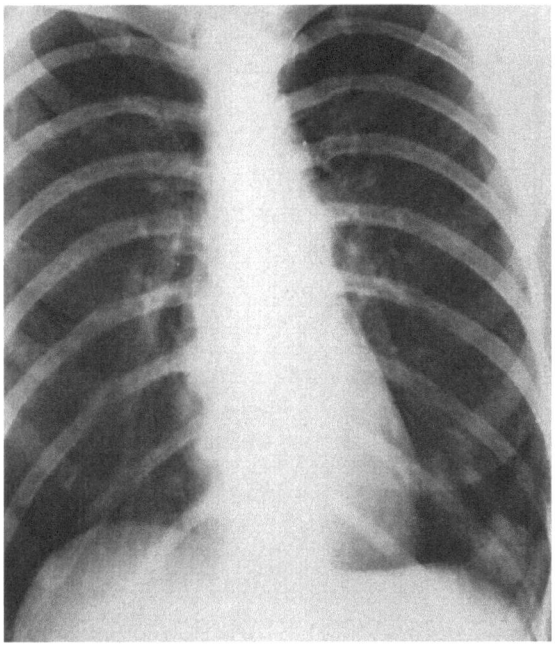

Abb. 20. Arteriovenöses Aneurysma in der Lunge bei einer jungen Frau mit Polyzythämie und Zyanose. Im linken Phrenikokostalwinkel ist eine Verschattung sichtbar. Aufschluß über deren Natur geben die erweiterten Gefäße, die vom linken Lungenhilus darauf zulaufen.

12. Kapitel

Schlüssel im Elektrokardiogramm

Das Elektrokardiogramm in seiner heutigen Ausführung und Auswertung kann man als eine große Hilfe in der Herzdiagnostik betrachten. Als die Elektrokardiographie vor ungefähr vierzig Jahren in die Klinik eingeführt wurde, hatte sie eigentlich noch wenig Bedeutung. Sie diente nur dazu, Rhythmusstörungen zu klären. Zweifellos ist das Elektrokardiogramm dazu immer noch sehr nützlich, aber in anderer Hinsicht hat es sich inzwischen zu einem mindestens zehnmal so wichtigen diagnostischen Hilfsmittel entwickelt. In diesem Kapitel soll das Elektrokardiogramm nach allen Seiten daraufhin untersucht werden, welche Schlüssel für die Herzdiagnostik sich daraus entnehmen lassen. Bezüglich einer eingehenden Beschreibung der elektrokardiographischen Technik sowie der Grundprinzipien der Auswertung sei der Leser auf Spezialwerke verwiesen.

Im 6. Kap. (Herzklopfen) ist bereits einiges über die Symptome und Behandlungsweisen der verschiedenen *Herzrhythmusstörungen* erwähnt. Im 13. Kap. (Therapie) ist darüber noch mehr zu finden. – Alle Rhythmusstörungen wie *Extrasystolen* (von Vorhof und Kammer), *paroxysmale Tachykardien*, *Vorhofflimmern* und *Vorhofflattern* sowie *Herzblock* können am besten und schnellsten mit dem Elektrokardiogramm erfaßt werden. Wenn bei einer Arrhythmie der klinische Befund auch manchmal ganz eindeutig dafür zu sprechen scheint, daß es sich nur um eine Extrasystolie handelt, ist es doch empfehlenswert, ein Elektrokardiogramm anzufertigen, um andere Abweichungen von der Norm auszuschließen. Erst dann ist man in der Lage, den Patienten über die Harmlosigkeit der Erscheinungen beruhigen zu können. Auch hat man damit eine Vergleichsmöglichkeit für später. Manchmal wird dabei auch irgendein anderer pathologischer Befund, wie etwa ein

Schenkelblock, aufgedeckt, über dessen Vorhandensein – trotzdem es an sich harmlos ist – man doch Bescheid wissen muß.

Es ist allerdings noch wichtiger, daß man bei einem Patienten während eines Anfalls von Herzjagen ein Elektrokardiogramm anfertigt (besonders, wenn diese Anfälle häufiger auftreten und sein Allgemeinbefinden sehr beeinträchtigen), um damit den Typ der Rhythmusstörung festzustellen und für später eine Vergleichsmöglichkeit zu haben. Anfälle von Vorhoftachykardie sind ja gewöhnlich prognostisch günstiger als eine ventrikuläre paroxysmale Tachykardie, die die Folge einer Koronarerkrankung oder Digitalisintoxikation sein kann. Manchmal beruht ein solcher Anfall von Herzjagen auf Vorhofflimmern oder -flattern, das zwar gelegentlich als ziemlich unwichtige Betriebsstörung bei herzgesunden Personen vorkommt, aber häufiger doch eine ernste Komplikation eines Herzleidens darstellt. Auch ist die Behandlung der einfachen paroxysmalen Tachykardie meist eine andere als diejenige der auf Vorhofflimmern oder -flattern beruhenden, längeren oder kürzeren Anfälle von Herzjagen. Der Behandlungserfolg läßt sich ebenfalls am besten mit dem in gewissen Zeitabständen wiederholten Elektrokardiogramm verfolgen. Der Unterschied zwischen den beiden Arten von anfallsweisem Herzjagen tritt auch beim Karotissinus-Druckversuch in Erscheinung, den man immer anstellen sollte. Bei 5 bis 10 % der Patienten mit einer gewöhnlichen Vorhoftachykardie läßt sich nämlich der Anfall dadurch beenden, während dieselbe Methode bei Vorhofflimmern wirkungslos bleibt. Es kommt dabei höchstens durch Verwandlung des Flimmerns in ein Flattern und Überführung des gewöhnlich bestehenden 2:1-Blocks in einen 3:1-, 4:1- oder noch hochgradigeren Block zu einer zeitweiligen Herabsetzung der Kammerfrequenz. Ein anderes Unterscheidungsmerkmal ist die größere therapeutische Wirksamkeit der Digitalis bei Vorhofflimmern gegenüber derjenigen bei paroxysmaler Tachykardie.

Ehe ich auf ein anderes Thema übergehe, möchte ich noch einen Fall schildern, der mir kürzlich zu Gesicht kam. Es lassen sich daran gerade die verschiedenen Aspekte demonstrieren, die eine solche Arrythmie haben kann, und die sich trotz aller sorgfältigen sonstigen Untersuchungen des Herzens eben doch unendlich viel leichter und schneller durch das Elektrokardiogramm aufhellen lassen. Es handelt sich dabei um einen 75jährigen Mann mit mäßigem Hochdruck und Atherosklerose, der in den letzten Jahren alle paar Wochen einen Anfall von Vorhoftachykardie gehabt hatte. Während der Anfälle, die oft mehrere Stunden dauerten, ist ihm der schnelle Puls, der gezählt und mit 200 pro Minute (oder etwas mehr) jeweils registriert wurde, höchst unangenehm bewußt geworden. Sobald die Frequenz eine gewisse Höhe erreicht hatte, stellten sich Schmerzen in beiden Handgelenken ein. Bei einer Kontrolluntersuchung hatte man 14 Tage zuvor bei ihm einen regelmäßigen Herzschlag von 160 in der Minute festgestellt, ohne daß er von dieser Erhöhung selber etwas wußte. Es wurde ein Elektrokardiogramm gemacht, wobei sich erstmals ein Vorhofflattern mit einer Vorhoffrequenz von 320 erfassen ließ. Es bestand – wie das häufig bei Vorhofflattern der Fall ist – ein 2:1 a-v-Block, wodurch die Kammerschlagzahl von 160 ihre Erklärung fand. Zusätzlich zu den Chinidindosen, die er schon ungefähr ein Jahr lang dreimal täglich eingenommen hatte, bekam er jetzt noch kleine Digitalismengen, womit er langsam digitalisiert werden sollte. Zwei Tage später hatte er einen regelmäßigen Puls von 140, was einer durch Chinidin verlangsamten Vorhoffrequenz von 280 entsprach, bei Fortbestand des 2:1-Blocks. Nach zwei weiteren Tagen war der Herzschlag regelmäßig unregelmäßig, d. h. jeder 3. oder 4. Schlag kam vorzeitig, was klinisch an eine Extrasystolie erinnerte, allerdings bei der dafür ungewöhnlich hohen Frequenz von 108 bis 110. Ein Elektrokardiogramm löste schnell das Rätsel, das ohne dessen Hilfe nur mit viel mehr Mühe und größerer klinischer Erfahrung hätte gelöst werden können. Das Vorhofflattern bestand noch, der a-v-Block war zyklenweise in die 4:1-Form übergegangen, fiel aber mehr oder weniger regelmäßig in die 2:1-Form zurück (Abb. 21). Jetzt wurde Chinidin abgesetzt und nur Digitalis weitergegeben. Nach wiederum 2 Tagen betrug die Herzfrequenz bei regelmäßiger Schlagfolge 75 und der Patient fühlte sich wohl. Im Elektrokardiogramm zeigte sich nun, daß die Vorhoffrequenz bei 300 lag (eine Folge der Weglassung des Chinidins), aber der 4:1-Block war durch Digitalis stabilisiert, wodurch schließlich der Anschein einer normalen Herztätigkeit erweckt wurde. Ein Kammerrhythmus dieser Art, mit dem man sich durchaus zufriedengeben kann, muß allerdings durch dauernde Digitalismedikation aufrechterhalten werden, wobei es keine Rolle spielt, ob das Flattern anhält oder in Flimmern übergeht. Es kann sich natürlich auch der normale Rhythmus wieder einstellen.

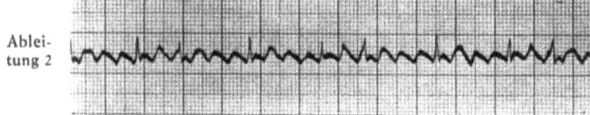

Ableitung 2

Abb. 21. Vorhofflattern bei einer Vorhoffrequenz von 320 und einer Ventrikelfrequenz von 96 (Trigeminie Rhythmus) auf Grund eines alternierenden 4:1-, 4:1- und 2:1-Blocks. A. F. ☿, 75 J.

Was Rhythmusstörungen angeht, so sei dazu schließlich bemerkt, daß jede hochgradige Bradykardie (das bedeutet weniger als 40 Schläge in der Minute) einer elektrokardiographischen Klärung bedarf. Obgleich in seltenen Fällen (besonders bei hochtrainierten Langstreckenläufern) wohl Sinusfrequenzen von 35 bis 40 einen normalen Befund darstellen, so ist doch ein derartig langsamer Puls in der Regel ein Zeichen des Herzblocks, der häufiger atrioventrikulären als sinuaurikulären Sitz zu haben pflegt. Wenn sich zeigt, daß die Frequenz ziemlich unveränderlich bei etwa 30 liegt und der Patient sich wohl dabei fühlt, so ist weiter keine Therapie nötig. Hat er aber Schwäche- oder Ohnmachtsanfälle und Krämpfe, so muß das Herz weiter beobachtet und entsprechend behandelt werden. Es ist sehr wichtig, daß während eines ADAMS-STOKESschen Anfalls (langsamer Puls, Ohnmacht, Krämpfe) ein Elektrokardiogramm angefertigt wird. Stellt sich dabei heraus, daß die Ursache des Anfalls ein Kammer- oder Herzstillstand ist, so ist Adrenalin das Mittel der Wahl und muß, so oft es nötig ist, gegeben werden. Erweist sich aber, daß *Kammerflimmern* vorliegt, ist Adrenalin streng zu meiden, denn es kann an sich schon Kammerflimmern hervorrufen.

Nun wollen wir erörtern, welche Aufschlüsse das Elektrokardiogramm, abgesehen von Rhythmusstörungen, geben kann. Zunächst läßt sich daraus etwas über die *Herzlage* im Körper ablesen. Ehe man dazu übergegangen war, routinemäßig sechs Brustwandableitungen zu machen, war es manchmal schwer, aus den drei Extremitätenableitungen zu schließen, ob in einem bestimmten Falle die leichte *Rechtsdrehung der Herzachse* (bis zu einem Winkel von ungefähr $+95°$) eine *Vergrößerung des rechten Ventrikels* oder eine *Steillage des Herzens* anzeigte. Meistens war das letztere der Fall. Allerdings wurde mit Recht eine hochgradige Rechtsdrehung der Achse oder ein sehr hohes P, das zusammen damit in Erscheinung trat, als Zeichen der Vergrößerung des rechten Ventrikels gedeutet, die durch eine angeborene Pulmonalstenose, einen Vorhofseptum-Defekt, eine Mitralstenose oder ein Cor pulmonale bedingt sein konnte. Eine starke Drehung der Herzachse nach rechts bei normalem Rhythmus spricht mehr für eine kongenitale Anomalie als für Mitralstenose, bei der eine hochgradige Rechtsdrehung der Herzachse so gut wie immer mit Vorhofflimmern einhergeht. – Wenn bei einem angeborenen Herzleiden ein rechtsseitiger Schenkelblock vorliegt, so gewinnt dadurch die Diagnose Vorhofseptum-Defekt an Wahrscheinlichkeit. – Heutzutage haben wir in den Brustwandableitungen eine wertvolle Hilfe, um über Ventrikelgröße und Vorhofsaktion bis ins einzelne Klarheit zu schaffen. Wenn der rechte Ventrikel merklich vergrößert ist, so sind die R-Zacken in den Ableitungen vom rechten Ventrikel, also V_1, V_2, V_3 und auch in Ableitung 3 und 4 rechts vom Sternum (V_{3R} und V_{4R}), besonders hoch, während sie normalerweise niedrig sind. Abbildung 22 zeigt zwei Extremitäten-Elektrokardiogramme mit Rechtsdrehung der Herzachse, im ersten Fall auf Grund einer Steillage des Herzens, im zweiten auf Grund einer Vergrößerung des rechten Ventrikels. Natürlich können auch andere Faktoren, besonders die Entfernung der Elektrode vom Herzen, die Höhe der Komplexe im Elektrokardiogramm beeinflussen. Deshalb verringert z. B. eine dicke Brustwand, ein Lungenemphysem oder ein Perikarderguß de-

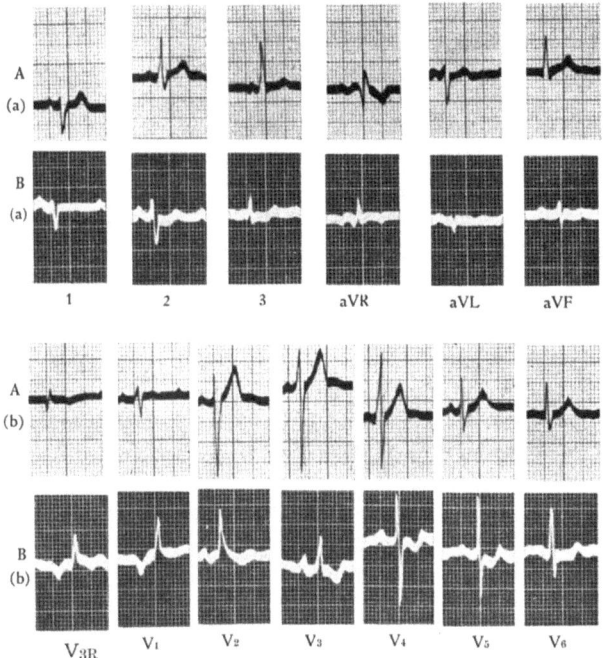

Abb. 22. [A] Elektrokardiogramm (13 Ableitungen: 1, 2, 3, aVR, aVL, aVF, V_{3R}, V_1, V_2, V_3, V_4, V_5 und V_6), in dem eine Rechtsdrehung der Herzachse bei einem gesunden, steilgestellten Herzen zum Ausdruck kommt. J. P. ☂, 17 J., 179 cm, 82½ kg.

[B] Elektrokardiogramm (13 Ableitungen: 1, 2, 3, aVR, aVL, aVF, V_{3R}, V_1, V_2, V_3, V_4, V_5, V_6), das eine Rechtsdrehung der Herzachse bei Hypertrophie des rechten Ventrikels zeigt. Es handelt sich um einen Fall von Mitralstenose. Der Digitaliseffekt kommt auch zum Ausdruck. E. P. ♀, 29 J., 164 cm, 64½ kg.

A (a) Extremitätenableitungen   A (b) Brustwandableitungen
                                                    einschl. V_{3R}

B (a) Extremitätenableitungen   B (b) Brustwandableitungen
                                                    einschl. V_{3R}

ren Amplitude, während eine magere Brustwand mit ein Grund zu ihrer Vergrößerung ist.

Von der *Linksdrehung der Herzachse* in den klassischen Extremitätenableitungen gilt ungefähr dasselbe, was über die Rechtsdrehung gesagt ist. Ehe die Brustwandableitungen aufgekommen waren, konnte man in vielen Fällen von leichter bis mäßiger Linksdrehung (etwa bis zu $-30°$) nicht unterscheiden, ob man es mit einer Herzquerlage, mit einer Vergrößerung des linken Ventrikels oder mit beiden zusammen zu tun hatte, was ein häufiges Vorkommnis ist. Es gab jedoch immer schon zwei Schlüssel für die Differentialdiagnose: der eine bestand – und besteht heute noch – darin, daß die Querlage des Herzens sich durch eine totale Inversion der Ausschläge in Ableitung 3 kundtut, d. h. also, daß die P-Zacke, der QRS-Komplex und die T-Zacke negativ werden (demgegenüber steht das positive T in Ableitung 1). Tritt aber außer der ersichtlichen Linksdrehung der Herzachse in Ableitung 1 ein negatives T in Erscheinung (zweiter Schlüssel), so handelt es sich um eine *Vergrößerung des linken Ventrikels,* die eine Folge von Hochdruck, Aortenklappenveränderungen oder auch von Koronarinsuffizienz, Myokarderkrankungen verschiedener Genese sowie von Perikarditis sein kann. Die Brustwandableitungen tragen nun dazu bei, daß man zwischen Linksdrehung der Herzachse auf Grund einer Querlage des Herzens und einer Vergrößerung des linken Ventrikels unterscheiden kann, insofern, als im letzteren Fall die R-Zacken in den Ableitungen vom linken Ventrikel (also in V_4, V_5 und V_6) die normale Höhe überschreiten, während die T-Zacken eher niedrig, ja flach und sogar negativ sind. Natürlich sind auch hier dieselben modifizierenden Umstände zu berücksichtigen, die bei den Brustwandableitungen vom rechten Ventrikel besprochen wurden: je näher das Herz an der Elektrode, um so größer sind die Komplexe. Eine dicke Brustwand, Lungenemphysem und Pleura- oder Perikardergüsse verringern ihre Amplitude. Abbildung 23 bringt zwei Elektrokardiogramme

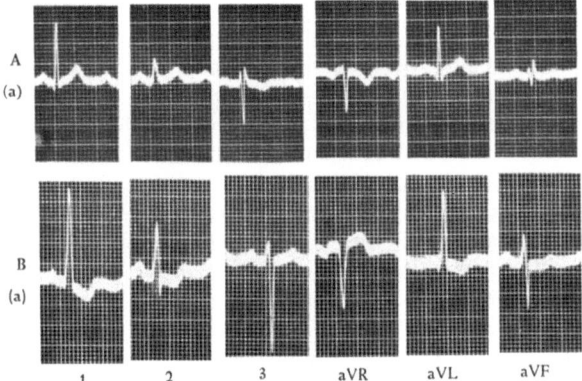

Abb. 23. (A) Elektrokardiogramm, das eine Linksdrehung der Herzachse bei einem gesunden Herzen in Querlage zeigt. P. O. ♂, 34. J., 172 cm, 107 kg.

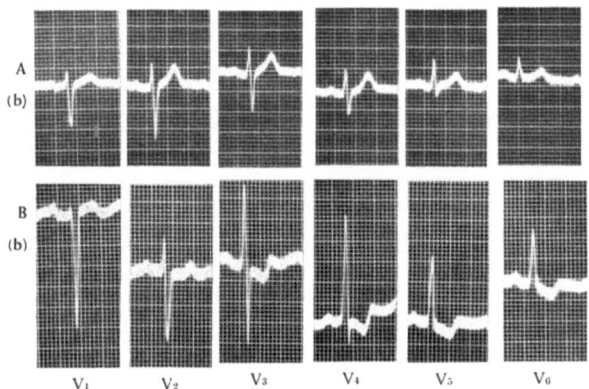

Abb. 23. (B) Linksdrehung der Herzachse bei Hypertrophie des linken Ventrikels (Hypertension von 210/120, Koronarinsuffizienz, Digitaliseinwirkung). J. M. ♀, 44 J., 152 cm, 80 kg.

A (a) und B (a) = Extremitätenableitungen,
A (b) und B (b) = Brustwandableitungen.

mit Linksdrehung der Herzachse, das erste ist das eines Herzgesunden bei Herzquerlage, beim zweiten beruht die Drehung der Herzachse auf Hypertrophie des linken Ventrikels. Wenn beide Ventrikel vergrößert sind, so wirkt sich das in den Extremitätenableitungen in einer relativ normalen Lage der elektrischen Herzachse aus, d. h. die Rechts- und Linksdrehungen neutralisieren sich sozusagen gegenseitig. Aber glücklicherweise stehen uns noch die Brustwandableitungen zur Verfügung, mit deren Hilfe sich meistens die Vergrößerung beider Ventrikel eindeutig diagnostizieren läßt.

Gelegentlich kommt es vor, daß auf Grund einer Drehung des Herzens um seine Achsen die T-Zacke (meist in Ableitung 2,

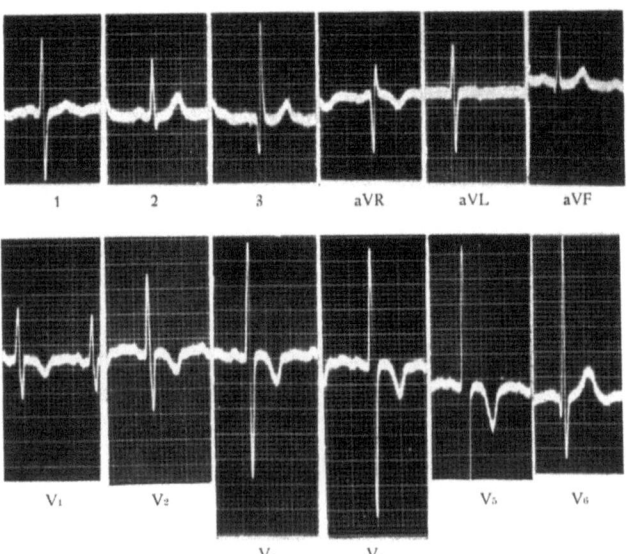

Abb. 24. Elektrokardiogramm. 12 Ableitungen mit Anzeichen einer Erweiterung von beiden Kammern. G. W. 4 Jahre alter Knabe mit weit offenem Ductus arteriosus.

aber auch 1 und den Brustwandableitungen) abgeflacht oder
negativ ist, wodurch man beim ersten Blick an das Elektrokardiogramm bei Koronarsklerose oder Herzvergrößerung
erinnert wird. So kann z. B. die Stromkurve eines steilgestellten Herzens bei tiefem Zwerchfellstand in Ableitung 2 und 3
ein negatives T aufweisen, das aber bei Höhertreten des
Zwerchfells in der tiefen Exspiration (namentlich in Ableitung 2) wieder positiv wird (Abb. 25). Bekanntlich ist ja die
T-Zacke in Ableitung aVR und auch oft in Ableitung aVL oder
aVF normalerweise negativ. Um nun herauszubekommen,
welchen Einfluß die jeweilige Herzlage auf das Elektrokardiogramm hat, muß man Elektrokardiogramme bei verschiedenen Stellungen des Zwerchfells und des ganzen Körpers
machen – ein sehr einfaches Mittel bei irgendwie unklaren
Verhältnissen.

Vorhofsvergrößerung läßt sich oft an einer Vergrößerung
der P-Zacke erkennen. Am besten sieht man die abnormen

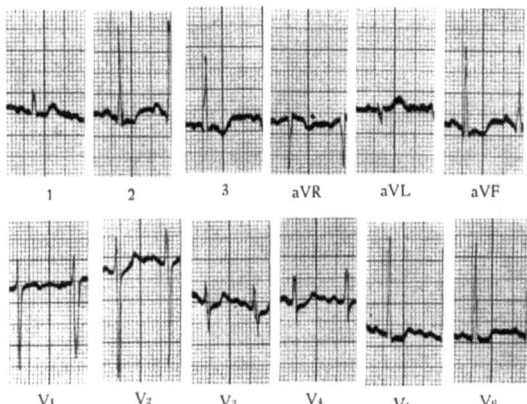

Abb. 25. Elektrokardiogramm eines normalen, steilgestellten Herzens mit negativen T-Zacken in Ableitung 2 und 3. S. L. ♀, 17 J.,
169 cm, 60 kg.

P-Zacken in Ableitung 1 und 2 sowie in Brustwandableitungen, die etwas höher als von den üblichen Punkten, nämlich über und dicht neben dem Sternum in Höhe des dritten Interkostalraums abgegriffen sind. Bei *Vergrößerung des linken*

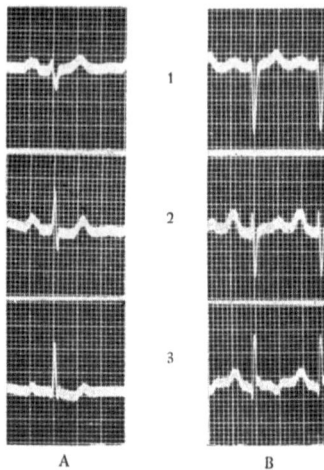

Abb. 26. (A) Elektrokardiogramm mit breiten P-Zacken infolge Vergrößerung des linken Vorhofs in einem Fall von Mitralstenose.
(B) Hohe P-Zacken bei Vergrößerung des rechten Vorhofs und des rechten Ventrikels bei einem kongenitalen Defekt. F. W. ☿, 26 J. Hier ist auch ersichtlich, daß die Herzachse bei kongenitalem Defekt viel stärker rechts gedreht ist als bei Mitralstenose. Extremitätenbleitungen 1, 2, 3.

Vorhofs infolge Mitralstenose sind die P-Zacken in Ableitung 1 häufig breit, aber nicht unbedingt hoch, während das P bei *Vergrößerung des rechten Vorhofs*, wie sie etwa bei bestimmten kongenitalen Anomalien vorkommt, eher in die Höhe als in die Breite strebt (Abb. 26).

Im Fall des sogenannten *akuten Cor pulmonale* findet man manchmal den Schlüssel zur Situation im Elektrokardiogramm,

d. h. bei einer akuten Dilatation und Anoxie des rechten Ventrikels infolge einer massiven Pulmonalembolie lassen sich typische Veränderungen – wenn auch oft nur ein bis zwei Stunden, selten tagelang – in der Herzstromkurve feststellen. Daher muß man möglichst ehe die Haupterscheinungen abgeklungen sind, ein Elektrokardiogramm machen und später in

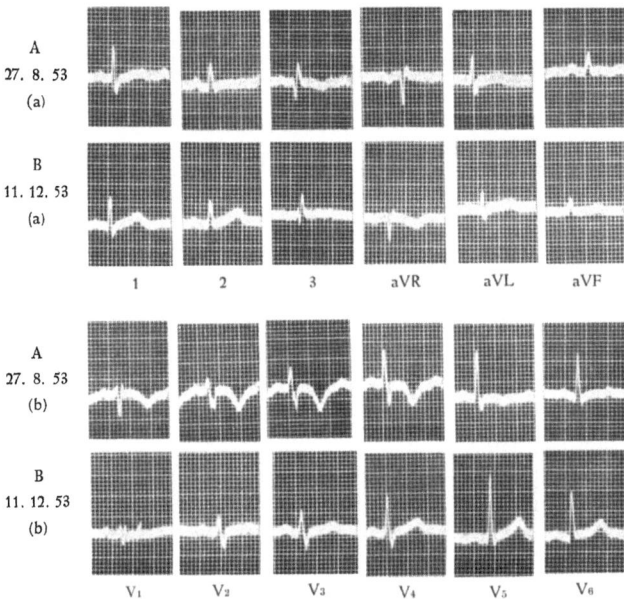

Abb. 27. Das akute Cor pulmonale, hier infolge einer massiven Lungenembolie. R. P. ♂, 41 J.
A. im akutesten Stadium A (a) Extremitätenableitungen
A (b) Brustwandableitungen
B. nach Abklingen der Erscheinungen
B (a) Extremitätenableitungen
B (b) Brustwandableitungen

kürzeren Zeitabständen wiederholen lassen, um vergleichen zu können. Die typischen Veränderungen bestehen darin, daß in Ableitung 1 eine S-Zacke auftritt oder diese sich vertieft und zeitlich verlängert. In Ableitung 3 tritt eine Q-Zacke auf, das T in Ableitung 2 ist abgeflacht oder negativ, in Ableitung 3 ebenfalls negativ bzw. verstärkt negativ. In den Brustwandableitungen vom rechten Ventrikel V_2 und V_3 (Abb. 27) ist T auch negativ. Das akute Cor pulmonale klingt in ein paar Stunden oder Tagen ab und hinterläßt sowohl klinisch wie elektrokardiographisch keine Spuren. Es kommt allerdings auch vor, daß die Anzeichen länger bestehen und sich aus dem subakuten Zustand ein chronisches Cor pulmonale mit seinen häufig ernsten Folgeerscheinungen entwickelt. Dieser Prozeß kann aber Jahre dauern. Geht das akute Cor pulmonale auch manchmal unmittelbar in das chronische über, so ist die allmähliche Entwicklung, wie etwa bei der Silikose oder den verschiedenen Lungenleiden mit und ohne Emphysem, doch der häufigere Vorgang. Im Elektrokardiogramm wird es erst ersichtlich, wenn es sehr ausgeprägt ist. Die chronische Vergrößerung des rechten Ventrikels, die beim chronischen Cor pulmonale in der stärksten Ausprägung anzutreffen ist, läßt sich im Elektrokardiogramm leicht nachweisen (Abb. 28). Glücklicherweise kommt es heutzutage seltener zu dessen Ausbildung, weil im Bergbau und in den steinverarbeitenden Industrien immer bessere Schutzvorkehrungen getroffen werden. – Gelegentlich findet sich übrigens ein vergrößertes rechtes Ventrikel bei chronischem Cor pulmonale zusammen mit einem infolge Hypertension vergrößerten linken.

Der Hauptgrund, weshalb Herzstromkurven gemacht werden, ist die Suche nach Anzeichen von *Koronarinsuffizienz* oder Spuren eines *Myokardinfarkts*. Im letzteren Fall ist man auf das Elektrokardiogramm viel mehr angewiesen als bei der gesamten übrigen Herzdiagnostik. Die Gründe dafür sind: 1. Koronargefäßerkrankungen sind zu einem der häufigsten „Zivilisationsschäden" geworden. 2. Die sofortige Feststellung eines Myokardinfarkts ist wegen dessen unsicherer Prognose äußerst wichtig. 3. Man kann einen Infarkt oft nur im Elektrokardiogramm erkennen bzw. in Zweifelsfällen, in denen die Anamnese im Stich läßt, dadurch die Diagnose erhärten. – Man muß aber immer wieder betonen, daß eine schwere Erkrankung der Herzkranzgefäße vorliegen kann, ohne daß das Elektrokardiogramm – auch nach Belastung – die dafür typischen Veränderungen aufweist. Auch beim LEVYschen Hypoxie-Test kann das Elektrokardiogramm normal ausfallen, wenn der Koronargefäßverschluß schon längere Zeit zurückliegt, keine Infarktnarben mehr vorhanden sind und im Augenblick keine Koronarinsuffizienz besteht.

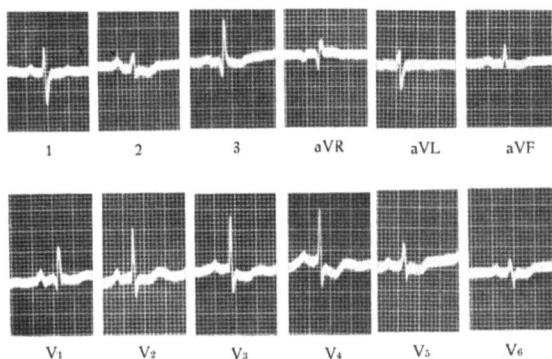

Abb. 28. Chronisches Cor pulmonale im Elektrokardiogramm. Dabei Digitaliseffekt. D. R. ☿, 40 J., 164 cm, 77,5 kg.

Jede nicht ganz unerhebliche *Koronarinsuffizienz* läßt sich aber so gut wie immer irgendwann einmal im Elektrokardiogramm nachweisen, mag sie auch nur vorübergehend bestehen, wie das bei der durch Anstrengung oder Aufregung ausgelösten Angina pectoris der Fall ist, oder, wie bei der akuten Koronarthrombose mit oder ohne nachfolgenden Infarkt, stun-

160 Schlüssel im Elektrokardiogramm

denlang anhalten. Die koronare Durchblutungsstörung und ihre Folgen manifestieren sich im Elektrokardiogramm in deutlichen Verlagerungen der ST-Strecke, z. B. bei Anoxie der Herzmuskelvorderwand in einer beträchtlichen Hebung der ST-Strecke in den Brustableitungen über dieser Region. Dieses zeigt sich besonders (Abb. 29) bei akutem Vorderwandinfarkt. Im Gegensatz dazu kann ein akuter Hinterwandinfarkt nur eine flüchtige Senkung der ST-Strecke in den präkordialen Ableitungen verursachen. Beim gewöhnlichen akuten Hinter-

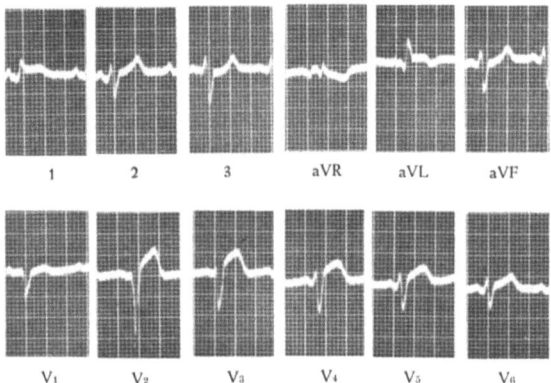

Abb. 29. Elektrokardiogramm bei frischem Vorderwandinfarkt (Infarkt am 8. 8. 53, Ekg vom 8. 10. 53). N. C. ♂, 44 J.

wandinfarkt sind die Brustwandableitungen relativ normal, in den Extremitätenableitungen 2, 3 und in aVF hingegen sind die ST-Strecken angehoben, wie Abbildung 30 zeigt. Eine leichte ST-Senkung und eine Abflachung der T-Zacke kommt aber auch durch die Tachykardie bei Anstrengung zustande und ist dann ein normaler, physiologischer Befund. Unglücklicherweise wird dieser aber bei ganz Gesunden manchmal als Zeichen einer Koronargefäßerkrankung gedeutet und unter

Schlüssel im Elektrokardiogramm 161

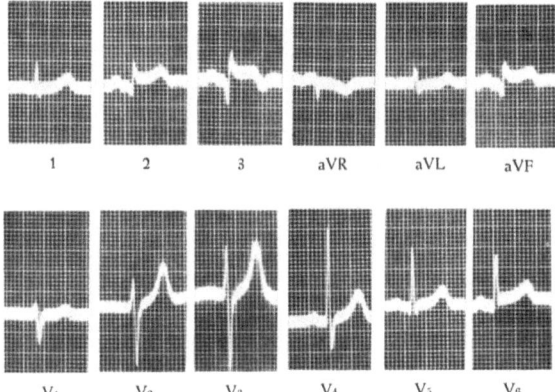

Abb. 30. Frischer Hinterwandinfarkt (Infarkt am 11. 6. 51, Ekg vom 11. 7. 51). H. B. ☿, 48 J.

Umständen zum Anlaß einer schweren Herzneurose. Mir sind eine ganze Menge solcher Fälle bekanntgeworden.

Man muß natürlich auch den sogenannten *Digitaliseffekt* (Abb. 28 und 31), d. h. die Abflachung der T-Zacke (bis zum völligen Verschwinden) und die Senkung der ST-Strecke sorgfältig von der Koronarinsuffizienz unterscheiden, was meist nicht schwer ist. Diese Zeichen sind so lange nachweisbar, wie Digitalis genommen wird. Vor Jahren hat es einmal in New York einen aufsehenerregenden Prozeß gegen eine ganze Clique von Versicherungsbetrügern gegeben, die sich in den Genuß von hohen Summen gebracht hatten, indem sie durch ständige Digitaliseinnahme eine nur im Elektrokardiogramm existierende Koronarinsuffizienz und dadurch bedingte Invalidität vortäuschten.

Durch Koronarinsuffizienz verursachte Angina-pectoris-Anfälle sowie länger dauernde Anoxie des Myokards bei Koronarthrombose hinterlassen – falls es nicht zu einem Infarkt

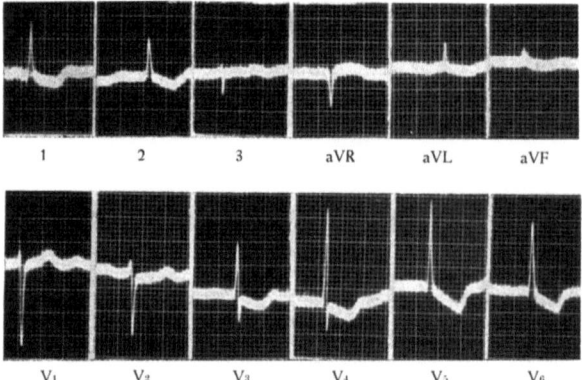

Abb. 31. ST-Senkungen im Elektrokardiogramm bei Digitalismedikation. (Der Patient hatte bisher jeden 2. Tag 0,2 mg Digitoxin bekommen, weil sich bei täglichen Gaben Augenflimmern, Rotsehen und Appetitlosigkeit eingestellt hatte. Nach dieser Kontrolle wurde die Dosis auf 6mal wöchentlich 0,1 mg reduziert. Koronargefäßerkrankung.) J. L. ♂, 59 J.

gekommen ist – nach ihrem Abklingen nicht jedes Mal neue Spuren im Elektrokardiogramm. Hat sich jedoch im Herzmuskel eine *Narbe* gebildet, dann finden sich – falls sie nicht ganz unerheblich ist – in der Herzstromkurve Anzeichen des abgelaufenen Geschehens, die Schlüsselcharakter haben. Ist die Narbe z. B. in der *Vorderwand des linken Ventrikels* nahe am Septum oder erstreckt sich auch auf letzteres, was ziemlich häufig vorkommt, so treten in Ableitung 1 und aVL wahrscheinlich deutliche Q-Zacken in Erscheinung, während die R-Zacken in den Brustwandableitungen V_2, V_3 und häufig auch V_4, die über dem infarzierten Bereich liegen, ganz verschwinden (Abb. 32). Wenn der Narbenbezirk sehr groß ist, treten auch in Ableitung V_5 und V_6 Q-Zacken auf oder die R-Zacken verschwinden in denselben, wenn der Infarkt weit nach lateral reicht. Bei einem lateralen Infarkt kann es übri-

Schlüssel im Elektrokardiogramm 163

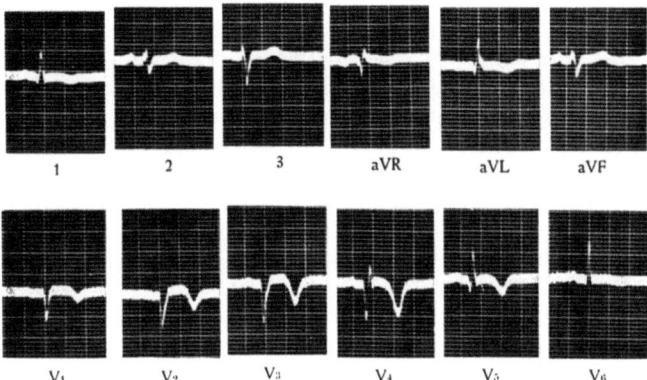

Abb. 32. Elektrokardiogramm bei ausgedehntem Vorderwandinfarkt mit Septumbeteiligung, der drei Monate zurückliegt. A. G. ♂, 62 J.

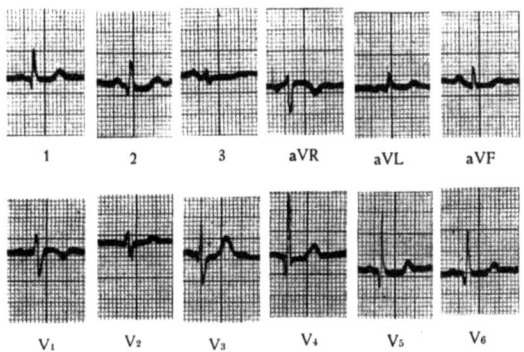

Abb. 33. Elektrokardiogramm eines Patienten, der vor 6 Jahren einen nunmehr gut ausgeheilten, antero-lateralen Myokardinfarkt gehabt hat. Man beachte die deutlichen Q-Zacken in den Ableitungen 1, 2, aVL, V_3, V_4, V_5 und V_6 bei normalen T-Zacken (E. J. F. ♂, 54 J.).

gens vorkommen, daß sich bloß in den am weitesten nach links gelegenen Brustwandableitungen, V_5 und V_6 oder V_6 und V_7 (und von den Extremitätenableitungen 1 und aVL), Veränderungen zeigen. Manchmal bleiben nur ein paar verräterische Q-Zacken über dem Sitz der gut verheilten Herzmuskelnarbe zurück (Abb. 33). Für die Lokalisation des Schadens haben bekanntlich die Brustwandableitungen die größte Bedeutung gewonnen, ja, man kann die zerstörte Stelle damit ganz genau festnageln, es müssen aber alle sechs, sieben oder acht präkordialen Ableitungen gemacht werden. Die alte 4. Ableitung und die zwei oder drei Brustwandableitungen, die man dann später in der Entwicklung der Elektrokardiographie zu machen pflegte, sind in vielen Fällen völlig unzureichend.

Bei einer *Narbe in der Hinterwand aes linken Ventrikels* – ebenfalls eine häufige, wenn auch nicht ganz so häufige Lokalisation – tritt eine Q-Zacke in Ableitung 2, 3 und aVF auf oder wird tiefer, falls sie schon vorhanden war (Abb. 34 und 35). Wenn der Infarkt bis in die laterale Ventrikelwand

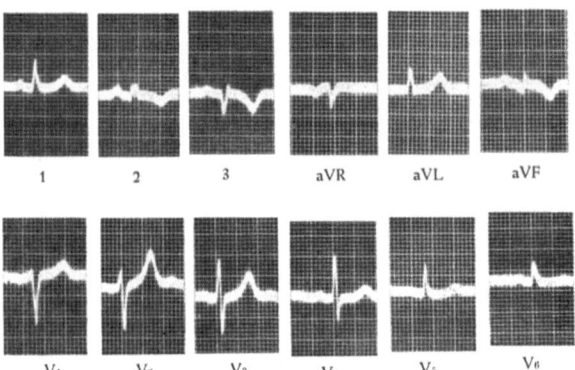

Abb. 34. Älterer Hinterwandinfarkt. Der Infarkt ereignete sich vermutlich im März 1952, das Ekg stammt vom Juni 1952 (V. L. ♂, 54 J.).

hineinreichte, tritt auch in den Ableitungen V_6 und V_7 eine Q-Zacke auf. Könnte man ohne Belästigung des Patienten eine Ableitung vom Ösophagus her machen, würde man darin einen R-Verlust über der Narbenstelle feststellen. Die Brustwandableitungen sind bei einem nicht übermäßig großen Infarkt in der Hinterwand des linken Ventrikels gewöhnlich ganz normal, mit Ausnahme der im Initialstadium häufig nachweisbaren Senkung der ST-Strecken. (Beim akuten Vorderwandinfarkt sind sie im Gegensatz dazu angehoben.)

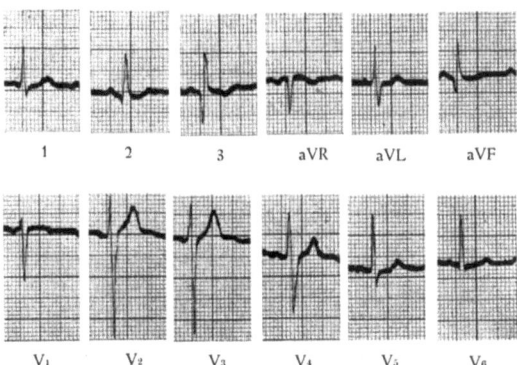

Abb. 35. Elektrokardiogramm mit den Anzeichen eines abgeheilten Hinterwandinfarkts, der sich vor 2 Jahren ereignet hat. Prägnante Q-Zacken in Ableitung 2, 3 und aVF (A. W. ♂, 47 J.).

Manche Infarkte sind so groß, daß sie sich sowohl auf die Vorder- wie auf die Hinterwand des linken Ventrikels erstrecken. Es können auch mehrere Infarkte verschiedenen Datums an der Vorder- und Rückseite vorhanden sein. In solchen Fällen ist dann das Elektrokardiogramm nicht eindeutig, da sich die typischen Auswirkungen der beiden Infarkte gegenseitig aufheben können. Dann ist kein Verlaß auf das Elektrokardiogramm, und das klinische Bild gibt den Ausschlag bei der Diagnose. Andererseits gibt es auch so kleine Infarkte, daß sie nur in einer einzigen Brustwandableitung zu erfassen sein können, und gerade diese gehört vielleicht nicht zu denen, die man routinemäßig macht, sondern müßte von einem höher am Brustkorb oder mehr zur Axilla hin gelegenen Punkt abgegriffen werden.

Übrigens ist es sehr wichtig zu wissen, daß bei einer akuten Koronarthrombose keineswegs immer in den ersten Stunden oder sogar Tagen nach diesem Ereignis Veränderungen im Elektrokardiogramm aufzutreten brauchen. Deshalb muß man im Verdachtsfall stets mehrere Elektrokardiogramme in bestimmten Zeitabständen anfertigen. Auch wenn die klinische Diagnose und die Lokalisation des Infarkts schon feststeht, empfiehlt es sich, einen oder zwei Monate hindurch wöchentlich eine Herzstromkurve aufzunehmen, da man dadurch häufig den Krankheitsverlauf weit besser beurteilen kann. – Zum Abschluß dieser Ausführungen über das Elektrokardiogramm möchte ich noch einmal wiederholen, was schon bei der Besprechung der Rhythmusstörungen erwähnt wurde, nämlich, daß durch die Koronarinsuffizienz oder den Koronarverschluß die Entstehung einer ventrikulären paroxysmalen Tachykardie, eines a-v-Blocks und eines Schenkelblocks begünstigt wird. Trotzdem darf man beim Auftreten dieser Erscheinungen nicht ohne weiteres auf eine koronare Ursache schließen, denn es gibt deren zu viele andere.

Das Myokard kann auch noch durch andere Erkrankungen als gerade die Atherosklerose der Koronarien geschädigt sein. So kann z. B. die *Myokarditis* jeglicher Genese Veränderungen im Elektrokardiogramm hervorrufen, die aber meistens nicht eindeutig diagnostisch verwertbar sind. Dabei kommen u. a. Niedervoltage in allen Extremitäten- und manchmal auch Brustwandableitungen vor. Gelegentlich ist aber nur die T-Zacke verändert (d. h. meist negativ), oder es liegt ein a-v-Block, ein Schenkelblock oder beides vor (Abb. 36). Manchmal tritt bei der Myokarditis auch eine ventrikuläre paroxysmale

Tachykardie oder Vorhofflattern und -flimmern auf. – Es kommt auch vor, daß ein pathologisches Elektrokardiogramm in einem Fall, wo kein eigentliches Herzleiden vorliegt, erst den Blick darauf lenkt, daß eine Systemerkrankung wie eine Lymphogranulomatose, eine Amyloidose oder eine Anämie

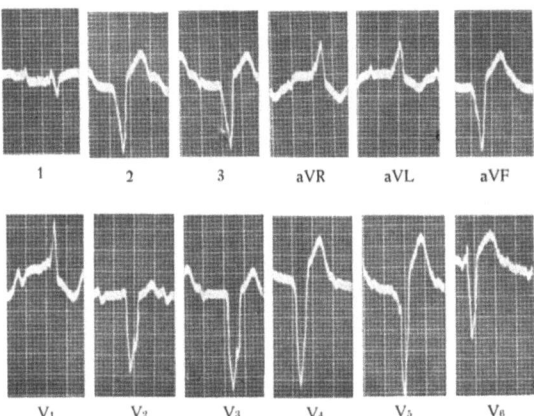

Abb. 36. Elektrokardiogramm bei einer diffusen Myokarditis unbekannter Genese. Autoptisch bestätigt (man beachte, daß hier sowohl ein a-v- wie ein Schenkelblock vorliegt). R. 6. ♂, 21 J.

vorliegt, wodurch das Herz irgendwie in Mitleidenschaft gezogen ist. Es ist auch einmal möglich, daß eine Echinokokkuszyste oder eine Neubildung an einer umschriebenen Stelle des Herzens im Elektrokardiogramm ähnliche Veränderungen hervorruft wie ein Infarkt.

Auch die akute und chronische *Perikarditis* kann sich auf die Herzstromkurve auswirken, was zweifellos in den meisten Fällen auf eine Mitbeteiligung des darunterliegenden Myokards zurückzuführen ist. In den Extremitäten- und Brustwandableitungen kann manchmal ein paar Tage lang eine Hebung der ST-Strecke zu beobachten sein (Abb. 37), die aber später restlos wieder verschwindet. Ist der Erguß sehr groß, dann findet man eine Niedervoltage. Wenn in den Ableitungen 1 und 3 keine reziproken Veränderungen erscheinen, so spricht das Elektrokardiogramm eher für die Diagnose Perikarditis

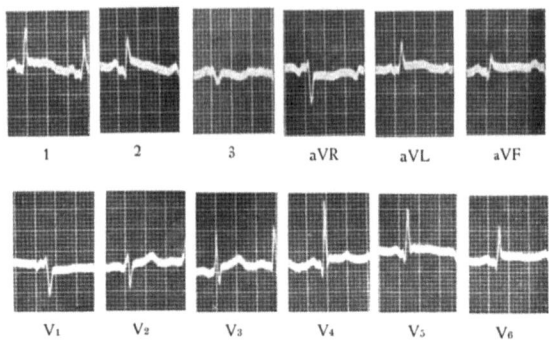

Abb. 37. Ekg bei akuter Perikarditis (Diagnose post mortem bestätigt). Zu beachten sind die angehobenen ST-Strecken und abgeflachten T-Zacken in den Ableitungen 1, 2, aVL, aVF, V_5 und V_6 (M. S. ♂, 56 J.).

als akuter Myokardinfarkt. Perikardadhäsionen von geringerer Ausdehnung bewirken keine Veränderungen, aber sobald sie ein größeres Ausmaß erreichen, wodurch das Herz schwer beeinträchtigt wird, ist auch das Elektrokardiogramm, hauptsächlich die T-Zacke, immer stark verändert, während der QRS-Komplex verhältnismäßig normal bleibt (Abb. 38). In solchen Fällen finden wir oft auch Vorhofflimmern und vereinzelt eine Vergrößerung des rechten Ventrikels, die auf eine vorwiegend den linken Ventrikel betreffende Einpanzerung zurückzuführen ist. Das sieht dann in der Herzstromkurve so aus wie das Bild bei Mitralstenose mit Vorhofflimmern.

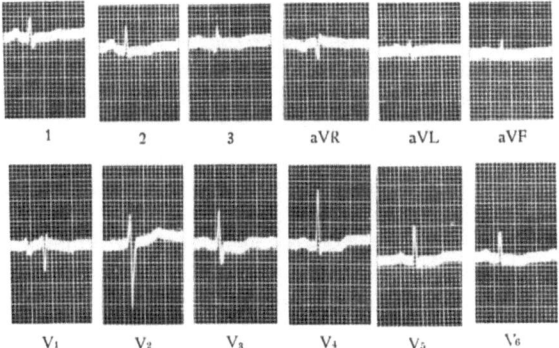

Abb. 38. Auswirkungen einer Concretio pericardii. Die Diagnose konnte bei der Operation bestätigt werden. Man achte auf die sehr niedrigen, völlig flachen oder diphasischen T-Zacken in allen zwölf Ableitungen bei relativ normalen QRS-Komplexen. W. V. ♂, 31 J.

Beim *Myxödem* ist das Elektrokardiogramm manchmal geradezu der Schlüssel zur Diagnose. In ausgeprägten Fällen finden sich niedrige QRS-Komplexe und flache T-Zacken (Abb. 39). An sich sind diese Veränderungen von ähnlichen, bei

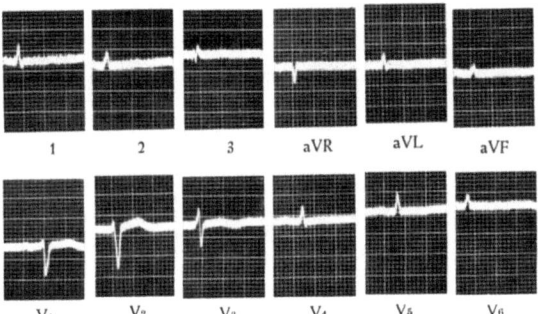

Abb. 39. Typisches Ekg bei Myxödem; flaches T, Niedervoltage der QRS-Komplexe. A. D. ♂, 63 J. Grundumsatz: −36 %.

170 Schlüssel im Elektrokardiogramm

zahlreichen anderen Krankheiten und krankhaften Zuständen, wie etwa der Koronarinsuffizienz, deutlich zu unterscheiden, trotzdem sind mir mehrmals Fälle bekanntgeworden, in denen ohne genügende Berücksichtigung der klinischen Befunde, lediglich auf Grund eines falsch gedeuteten Elektrokardiogramms ein Myxödem diagnostiziert war.

Zum Schluß noch einiges über toxische und medikamentöse Einwirkungen auf das Elektrokardiogramm. Der Digitaliseffekt ist bereits erwähnt worden (siehe Abb. 31). Hohe Dosen Adrenalin können eine Umkehr der T-Zacke in Ableitung 2 bewirken. Chinidin ruft manchmal einen Schenkelblock hervor und dämpft die Schrittmacher. Tabakgenuß erklärt die Abflachung der T-Zacken, wahrscheinlich durch Sympathikuswirkung. Kohlenmonoxyd kann einen a-v-Block verursachen. Störungen des Ionengleichgewichts geben auch manchmal Veranlassung zu Veränderungen. Bei niedrigem Kalzium-

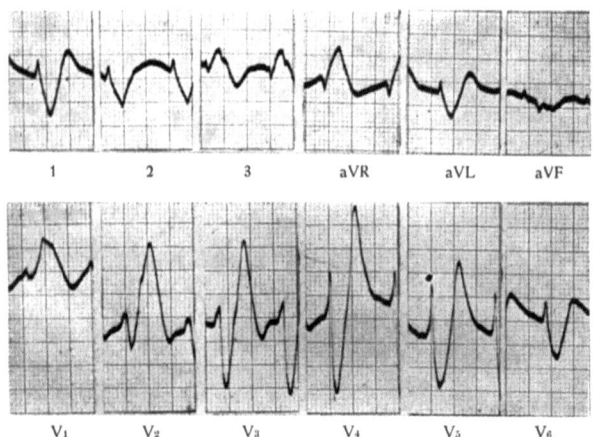

Abb. 40. Elektrokardiogramm mit den Anzeichen einer hochgradigen Hyperkaliämie. H. D. 73 J., Harnsperre und Anurie bei Pyelonephritis, Lungenödem, Sigmakarzinom.

spiegel im Serum ist die Systole verlängert. Hoher Kaliumgehalt *(Hyperkaliämie)* führt zu hohen, spitzen T-Zacken, verzögerter a-v-Überleitung, Verbreiterung des QRS-Komplexes und gipfelt schließlich in Vorhofslähmung, Schenkelblock und deformierten ST-Stücken und T-Zacken (Abb. 40). Bei *Hypokaliämie* ist die Herzstromkurve ebenfalls verändert, und zwar durch ST-Senkungen und T-Depression sowie verlängerte QT-Dauer und große U-Zacken. Übrigens sind negative U-Zacken meistens ein Zeichen von Herzkrankheit.

13. Kapitel

Therapeutische Schlüssel

Der Hauptschlüssel zur richtigen Behandlung eines Herzkranken ist natürlich die präzise Diagnose. Aber diese erschöpft sich nicht in der Feststellung, um was für ein Herzleiden, um welche funktionelle Störung oder um welche Erkrankung der großen Gefäße es sich handelt, sondern sie muß bis ins Detail gehen und häufig auch den Grad der krankhaften Veränderungen erfassen, um die Therapie ganz darauf abstimmen zu können, – was ein gewisses Geschick erfordert. In den voraufgegangenen Kapiteln wurde bereits der eine oder andere Hinweis auf die zahlreichen, erfolgversprechenden Möglichkeiten der Therapie gegeben. Aus praktischen und didaktischen Gründen sollen diese therapeutischen Schlüssel zum Schluß noch um einige vermehrt und zusammengestellt werden.

Ehe wir uns in die Einzelheiten vertiefen, seien einige allgemeine Behandlungsrichtlinien besprochen. Die erste ist, daß man immer am besten fährt, wenn man das angestrebte Ziel mit so wenig Mitteln wie möglich zu erreichen sucht. Zweifellos bestand einer der Irrtümer der Vergangenheit – in den auch heute noch viele verfallen – in der Polypragmasie. Wenn in einem bestimmten Falle auch jede einzelne der getroffenen Maßnahmen gutgeheißen werden muß, so bedeutet das noch lange nicht, daß man alle oder auch nur mehrere davon unbedingt hätte anwenden müssen. Die eine oder die andere wäre vielleicht allein schon ausreichend gewesen. Wer diese weise Beschränkung übt, erspart seinem Patienten die Belastung mit zu vielen Medikamenten, den verfrühten Einsatz einer Therapie, die später vielleicht notwendig werden kann und eine unnötige Strapazierung des Geldbeutels.

Als nächsten Punkt möchte ich hervorheben, daß es manchmal sehr günstig wirkt, wenn man mit den Medikamenten hin und wieder einen oder mehrere Tage aussetzt. Das gilt besonders für den Fall, daß der Patient toxische Nebenwirkungen verspürt bzw. seelisch oder körperlich von der Behandlung zu sehr mitgenommen wird. Manchmal muß man diese Pause auch machen, damit der Patient die Notwendigkeit der Medikation einsieht. Schließlich habe ich – wenn auch nur in Ausnahmefällen – erlebt, daß solche therapeutischen Ferien geradezu lebensrettend wirken können.

Ein dritter Punkt betrifft die Polypharmazie (Verwendung zusammengesetzter Präparate), wovon man glücklicherweise schon seit der vorigen Generation immer mehr abgekommen ist. In manchen Ländern ist das allerdings auch noch heute üblich*). Bei uns bekommt man die komplizierten, ellenlangen Rezepte vergangener Zeiten kaum mehr zu Gesicht. Statt dessen werden heute manchmal lauter verschiedene einzelne Medikamente, einschließlich Vitaminpräparaten, verordnet, so daß der Patient eine ganze Schublade voll davon besitzt, aus der er Tag und Nacht in kurzen Abständen Pillen, Kapseln, Pulver oder Tropfen nimmt.

An dieser Stelle muß auch einmal ein offenes Wort gegen die parenterale Applikation von Medikamenten, bei denen

---

*) Leider auch in Deutschland!

diese Form der Verabreichung nicht unbedingt nötig wäre, gesagt werden (subkutan, intramuskulär und intravenös).

Übrigens haben – viertens– bekanntlich verschiedene pharmazeutische Firmen für die gleichen Präparate aus den hauptsächlich verwendeten Drogen, wie etwa der Digitalis oder den neuen, blutdrucksenkenden Substanzen, die jetzt so beliebt sind, ihre Spezialnamen. Auch wenn der Arzt sich diesbezüglich ständig auf dem laufenden hält, kann und muß er schließlich den Überblick verlieren. Deshalb ist es besser, bei der Verordnung den Namen der Originalsubstanz aufzuschreiben und höchstens die Herstellerfirma, bzw. die Handelsbezeichnung des Präparates in Klammern dahinter zu setzen.

Schließlich ist es nützlich, wenn man dem Patienten erklärt, worin die verschiedenen Medikamente und andere therapeutische Maßnahmen im Grunde bestehen, und weshalb sie angewandt werden. Die Schlacht ist bereits zur Hälfte gewonnen, wenn man den Patienten zur Einsicht gebracht und sich seine Mitarbeit gesichert hat. Das ist besonders wichtig, wenn vorauszusehen ist, daß eine jahrelange Behandlung vonnöten sein wird.

Nun kommen wir erst zu den eigentlichen therapeutischen Schlüsseln spezieller Störungen.

Die *Behandlung der Herzmuskelschwäche*, bzw. des *Herzmuskelversagens*, erfordert wohl mehr Wissen, Geschicklichkeit und Erfahrung als die irgendeines anderen Leidens, das in der täglichen Praxis vorkommt. Schon das erste Anzeichen einer Myokardschwäche muß unbedingt beachtet werden, sei es, daß primär der linke Ventrikel zu versagen droht, wie das wegen der Häufigkeit von Hypertension, Aortenklappenerkrankungen und Myokardinfarkten meistens der Fall ist, sei es, daß zuerst die rechte Kammer erlahmt, wie es bei Mitralstenose oder bestimmten angeborenen Mißbildungen zu sein pflegt. Die bereits angeführten Anzeichen für ein beginnendes Versagen der linken Kammer sind: 1. eine Neigung zur Dyspnoe, 2. Pulsus alternans, 3. apikaler Galopprhythmus und 4. Akzentuation des zweiten Pulmonaltons. Die Anzeichen für das drohende Versagen des rechten Ventrikels sind dem gegenüber: 1. beginnende Stauung sowie Pulsation der Jugularvenen beim Sitzenden, 2. Druckempfindlichkeit und leichte Vergrößerung der Leber und 3. ein diastolischer Galopp am unteren Ende des Sternums.

Ganz am Anfang des Dekompensationsstadiums können sich zwei therapeutische Maßnahmen sehr günstig auswirken, die, wenn sie zur rechten Zeit eingesetzt werden, oft andere, radikalere und weniger angenehme Mittel überflüssig machen. Die erste dieser Maßnahmen besteht in mehr oder weniger vollständiger Ruhe, die so lange eingehalten werden muß, als notwendig ist, um die Herzmuskelreserven wieder zu gewinnen. Dafür dürften zwei bis drei Wochen genügen. Vollständige Bettruhe ist gewöhnlich unnötig und oft sogar nicht einmal gut. Für die meisten Patienten ist es das Beste, wenn sie außer Bett sein, zur Toilette gehen, im Sessel sitzen und abwechselnd umhergehen dürfen. Die Unterhaltung mit Angehörigen oder Besuchern, sowie die Telefongespräche sollten allerdings auf ein Mindestmaß beschränkt werden. Im Anschluß an diese erste ausgiebige Ruheperiode müßte der Patient dann dazu gebracht werden, daß er jeden Tag, jede Woche und jedes Jahr bestimmte Ruhepausen einhält.

Die zweite Maßnahme von gleich großer Bedeutung ist die Anwendung von *Digitalis*. Sie ist immer noch die beste Medizin für ein schwaches Herz. Bisher wurde jedenfalls nichts Besseres gefunden. Aber man muß Digitalis auch in der optimalen Weise einsetzen, d. h. voll digitalisieren ohne eine Intoxikation hervorzurufen. Außer in Notfällen geschieht das am besten langsam, d. h. im Verlauf einiger Tage bis zu einer Woche. Die damit erreichte Wirkung muß aber dann durch weitere kleine Gaben, in der Regel solange der Patient lebt, aufrechterhalten werden. Zu rasche, an einem Tage oder innerhalb von Stunden erfolgende Digitalisierung ist meist nicht nötig, ja häufig unangebracht. Sie kann in dem Patienten einen

Abscheu vor dem Medikament hervorrufen, während es für ihn eine Wohltat sein sollte, auf die er vielleicht für den Rest seines Lebens angewiesen ist. Es darf also nicht vorkommen, daß er geradezu einen Widerwillen gegen den Geschmack des Medikamentes bekommt. Es gibt viele gute Zubereitungen der Digitalis und verschiedene Applikationsarten. Bei der Mehrzahl meiner Patienten hat sich mir das nachfolgende Schema bewährt: Folia digitalis 0,065 g*) (oder eine entsprechende Tablette) 3mal täglich eine Woche lang und danach nur 1mal täglich. In ähnlicher Weise kann eines der gereinigten Präparate verabfolgt werden; z. B. Digitoxin 0,15 mg auch 3mal täglich eine Woche lang und 1mal täglich danach. Einige Patienten brauchen entweder eine etwas größere oder etwas kleinere Dosis, z. B. 0,1 g der Folia oder 0,2 mg des Digitoxins. Hin und wieder kommt es vor, daß man einem Patienten monate- und jahrelang das Zwei-, Drei- oder gar Vierfache der täglichen Durchschnittsdosis geben muß, um dauernd die erwünschte Wirkung auf die Herzfrequenz oder den Herzmuskeltonus, bzw. auf beides, auszuüben. „Es gibt lediglich eine Kontraindikation für die Verordnung von Digitalis, nämlich in dem Fall, wo sie nicht nötig ist."

Wenn die beiden erwähnten Maßnahmen nicht hinreichen (und es gibt wirklich nur relativ wenige Patienten, bei denen damit die Rekompensation nicht zu erreichen ist – ausgenommen sub finem vitae –), dann müssen wir auf andere Hilfsmittel, besonders auf eine *verminderte Natriumzufuhr* in der Diät, zurückgreifen und *Quecksilberdiuretika* verabfolgen. In sehr seltenen Fällen muß man radioaktive Jodpräparate einsetzen. Es versteht sich von selbst, daß in allen Fällen, in denen der Kreislauf überlastet und ein Versagen des Herzens zu befürchten ist, jede übermäßige Salzzufuhr frühzeitig eingedämmt wird; allerdings ist ein konsequenter völliger Salzentzug eine so unangenehme Maßnahme, daß anzuraten ist,

---

*) 1 grain

sie nicht durchzuführen, bis sie tatsächlich unumgänglich ist. Das gleiche gilt für die Quecksilberdiuretika, ob sie nun parenteral oder per os verabreicht werden. Im Falle der Not sind sie unschätzbar und können, wenn man sie wöchentlich oder in mehrtägigem Abstand, bzw. eine Zeitlang sogar täglich gibt, lebensrettend oder -verlängernd wirken. Aber manchmal sind sie nicht nur sehr unangenehm, sondern direkt gefährlich in ihrer Wirkung, weil sie die Patienten überanstrengen und ein Auftreten des Salzmangel-Syndroms begünstigen (Erschöpfungszustand und Therapieresistenz), das seinerseits Natriumsubstitution erheischt. „Von Quecksilberdiuretika darf man nur sparsam Gebrauch machen, wenn die Salzzufuhr sehr gering ist." Übrigens kann man verhindern, daß nach Quecksilbermedikation Schwächezustände auftreten, indem man am Tage selbst und am Tage danach per os 3 bis 5 g Kalium verabfolgt. – Hie und da kann man auch Gutes mit einem kaliumhaltigen Kationenaustauscher erreichen. Dadurch soll dem extremen Kaliumverlust des Organismus vorgebeugt und gleichzeitig erreicht werden, daß nicht alles Natrium im Gastrointestinaltrakt resorbiert wird. Auf diese Weise kann man die Diät mit etwas mehr Salz schmackhafter machen. Die Therapie hat sich aber nicht durchgesetzt.

Bei Patienten mit Ödemen, die keine ausreichende Diurese haben, können intravenöse Aminophyllingaben dazu beitragen, sie in Gang zu bringen; aber es ist eine gewisse Zurückhaltung damit geboten, um einen Entzug von Elektrolyten zu vermeiden. Andererseits muß man wissen, daß Morphin antidiuretisch wirkt.

Nur sehr selten braucht man seine Zuflucht zu radikaleren Mitteln zu nehmen. Wenn sich aber trotz der oben erwähnten Maßnahmen die Rekompensation des Kreislaufes nicht erreichen läßt, dann wird man geradezu darauf hingewiesen, es mit anderen Methoden zu versuchen. So kann z. B. in bestimmten Fällen eine Behandlung mit *radioaktivem Jod* am Platze sein, wodurch der Grundumsatz und der Sauerstoffbedarf des

Therapeutische Schlüssel

Körpers herabgesetzt und damit die Herzbelastung verringert wird. Bei entsprechender Dosierung tritt aber die erwünschte Wirkung nicht vor Ablauf von sechs Wochen bis drei Monaten ein, womit man rechnen muß. Unter Umständen braucht man bis zu 40, 50 oder sogar 75 Millikurie, die auf einmal oder in fraktionierten Dosen gegeben werden. Die Anwendung von Troikaren (nach SOUTHEY), um Flüssigkeit aus den ödematösen Beinen oder sogar aus dem Skrotum abzuziehen, ist eine ziemlich heroische, aber manchmal auch sehr wirksame Maßnahme. Die Prozedur hat sich jedenfalls bei einzelnen von meinen Patienten bewährt. Eine weitere Behandlungsmethode, die ich selbst indessen nicht angewendet habe, die aber in verzweifelten Fällen bei sonst unbeeinflußbarer Stauungsinsuffizienz des Herzens empfohlen wird, besteht in einer Ligatur der Vena cava caudalis; chirurgische Eingriffe sind jedoch in solchen Fällen tunlichst zu vermeiden. Bei Hypertonikern, deren Stauungsinsuffizienz jeder Behandlung trotzt, kann manchmal ein zusätzlich verabfolgtes, blutdrucksenkendes Medikament die Situation retten.

Schließlich muß bei der Besprechung der Behandlung des Herzmuskelversagens noch darauf hingewiesen werden, daß die Therapieresistenz als solche hier geradezu ein Schlüsselzeichen dafür ist, daß zu der Kreislaufdekompensation noch irgendeine schwere Komplikation hinzugetreten ist oder manchmal auch schon von Anfang an mitgespielt hat, aber bisher nicht diagnostiziert wurde. Es kann sich dabei z. B. um irgendeinen akuten Infekt, rheumatisches Fieber, Embolie und Infarkt in Herz und Lunge oder anderen Organen oder um eine Thyreotoxikose handeln. Daraufhin sollte der Patient in solchen Fällen unbedingt untersucht werden. Man muß sich überhaupt immer vor Augen halten, daß der Tod bei einem Patienten, dessen Kreislauf dekompensiert ist, meist nicht als unmittelbare Folge davon eintritt, sondern daß irgendein letzter Anstoß, wie eine Lungenembolie, schließlich dessen Ursache ist.

Koronarinsuffizienz. Sobald ein Patient Symptome von Angina pectoris hat und dadurch offenbar wird, daß die Blutversorgung des Herzens durch die Kranzgefäße mangelhaft ist, muß man handeln, ob nun das Elektrokardiogramm entsprechende Veränderungen zeigt oder nicht. Eine Koronarinsuffizienz darf nicht als Bagatelle aufgefaßt, aber ebensowenig als ein alarmierendes Ereignis angesehen werden. Pessimismus ist hier fehl am Platze. In der Regel empfiehlt es sich, ganz offen mit dem Patienten darüber zu reden und ihm auseinanderzusetzen, worum es sich handelt: daß man die Dinge ernst nehmen müsse, daß aber eine Heilung oder doch eine erhebliche Besserung, wenn auch nicht gewiß, so doch wahrscheinlich sei, vorausgesetzt, daß bestimmte Verhaltungsmaßregeln befolgt würden.

Wenn irgendeine besondere Anstrengung oder Erregung bei einem Patienten die pektanginösen Beschwerden auslöst, dann müssen diese Belastungen und Gemütsbewegungen eben vermieden werden, solange es notwendig ist. Es dauert manchmal Wochen und Monate oder sogar ein, zwei Jahre, bis eine Angina pectoris völlig abklingt, und bis der Patient sich wieder etwas mehr oder ganz wie früher betätigen kann. Deshalb gehört es unbedingt zur Behandlung, daß man dem Patienten Geduld predigt. Ganz allgemein empfiehlt sich, dem Kranken und seinen Angehörigen einzuschärfen, daß er sich nicht hetzen, keine unnötigen Sorgen machen, sich nicht überanstrengen und nicht zu viel essen soll (d. h. nicht nur bei einer Mahlzeit, sondern auch was die Gesamtzahl der täglichen Kalorien betrifft). Er darf sich auch nicht intensiver Kälte, Sturm oder starkem Wind aussetzen. Wie weit diese Verbote gehen, richtet sich natürlich nach dem Grad der Erkrankung. Wenn die Anfälle ohne besonderen Anlaß mehrmals am Tage auftreten, hält der Kranke am besten Bettruhe ein, (zu Hause oder im Krankenhaus) spannt einige Wochen von aller beruflichen Tätigkeit aus und meidet irgendwie aufregende Besucher oder Telefongespräche. Meist geht es ihm besser, wenn

Therapeutische Schlüssel 179

er aufsein und ein wenig umhergehen darf, als wenn er ins Bett geschickt wird. Mit Ausnahme milder Sedativa sind die Nitrite vielleicht die einzigen Medikamente, die bei solchen Patienten überhaupt etwas nützen. Ich teile die weitverbreitete Ansicht nicht, daß alkoholische Getränke günstig wirken und empfehle sie daher auch nicht. Im therapeutischen Effekt sind sie den Nitriten jedenfalls weit unterlegen und obwohl sie bei mäßigem Genuß häufig anregend und entspannend wirken, begünstigen sie unerwünschter Weise die Gewichtszunahme und führen sogar zuweilen zum Alkoholismus. Lediglich bei schweren, chronischen Fällen, in denen die Schmerzattacken ein halbes Jahr, ein Jahr und noch länger andauern, empfiehlt sich eine radikale Therapie. In solchen Fällen erwies sich mir die Senkung des Grundumsatzes durch Gaben von radioaktivem Jod als das Beste.

Angina pectoris bei Ruhe (Angina pectoris decubitus) ist besonders wichtig und muß sehr ernst genommen werden. In vielen derartigen Fällen liegt sicher eine Koronarthrombose zugrunde, ohne daß ein Myokardinfarkt dabei zu sein braucht. Diesen Patienten ist dringend zu empfehlen, entweder zu Hause oder in einem Sanatorium eine Ruhepause von mehreren Wochen einzuschalten, wobei sie aber nicht das Bett zu hüten brauchen, es sei denn, sie fühlten sich darin besonders wohl, oder es wäre doch zu einem Infarkt gekommen. – Nitrite können ausgiebig verabreicht werden. Antikoagulantien, die weitere Thrombosierungen verhindern sollen, werden schon eine Zeitlang in geeigneten Fällen mit befriedigendem Ergebnis zur Anwendung gebracht, aber die Frage nach ihrem Wert ist noch nicht endgültig beantwortet.

Früher wurde die Angina pectoris und die Koronarthrombose allgemein sehr pessimistisch beurteilt, und die Diagnose versetzte die Patienten in Angst und Schrecken. In der Annahme, daß ihre Tage ohnehin gezählt seien, ließen daher viele die Verhaltungsvorschriften außer acht, und es kam zu einem schlimmen Ende. Jetzt wissen wir, daß sogar bei Patienten mit schwerster Angina pectoris, d. h. Angina pectoris bei Ruhe, eine vollständige Heilung möglich ist, immer vorausgesetzt, daß sie sich Mühe geben, während der Wochen und Monate ihrer Arbeitsunfähigkeit auch wirklich jede Anstrengung zu vermeiden. Dieser Fortschritt in unserer Erkenntnis und die daraus resultierende andere Grundhaltung vieler Patienten haben in unserer Generation zu einer sehr erfreulichen Entwicklung in der Behandlung der Herzkranzgefäßleiden geführt.

Bei Patienten mit *akutem Myokardinfarkt* (infolge Koronarthrombose), wie er sich durch die Hauptsymptome des Fiebers, einer Leukozytose und charakteristischer elektrokardiographischer Veränderungen anzeigt, ist im großen und ganzen die gleiche Behandlung wie die oben erwähnte angebracht. Dazu kommen: Vollständige Ruhe während der ersten drei Wochen, die vorzugsweise in Bettruhe zu bestehen hat. Wenn der Patient im Bett unter Atemnot leidet, kann man ihn vorsichtig herausheben und in einen Sessel setzen. – Bei längerem Gebrauch von Antikoagulantien empfiehlt sich bei der Mehrzahl der schweren Fälle eine Beaufsichtigung im Krankenhaus. Dasselbe gilt für eine Behandlung der sich möglicherweise ergebenden Komplikationen, wie z. B. eines Herzmuskelversagens. Sehr wichtig ist es wiederum, dem Patienten zu Beginn der Behandlung auseinanderzusetzen, was vor sich geht, damit er bereitwillig mithilft, das Therapieprogramm durchzuführen. Prostration mit echtem Schock während der ersten Stunden ist bei akuter Koronarthrombose ein prognostisch ungünstiges Zeichen. Dennoch kommen auch hiernach sehr viele Patienten entweder mit Hilfe der alten Behandlungsmethoden oder durch den Einsatz von Neosynephrin*),

---

*) Neosynephrin = Phenylephrin. Hat Adrenalinwirkung, ist aber länger wirksam, stabiler als dieses und hat weniger Nebenwirkungen. (Ähnlich Sympathol.)

Mephenterminsulfat*) oder Isuprel**) wieder in die Höhe. Transfusionen von Gesamtblut oder mit erythrozytenangereichertem Blut wurde ebenfalls empfohlen. Aber es steht noch offen, ob man damit wirklich Erfolg hat. Wieviel Zeit man für die Wiederherstellung des Patienten veranschlagen soll – ob mehrere Wochen oder mehrere Monate – muß sich naturgemäß nach dem Umfang des Herzmuskelschadens und dem etwaigen Vorhandensein von Komplikationen richten. Der Wiedereintritt in das normale, tätige Leben kann erst erfolgen, wenn eine völlige Heilung ohne – oder mit nur geringer – Herzerweiterung zu konstatieren ist. Im Elektrokardiogramm dürfen nur mehr die Anzeichen einer Narbe vorhanden sein. In den meisten Fällen kann man sich bei der Beurteilung an diese Punkte ungefähr halten.

Störungen des Herzrhythmus. Die weitaus häufigste Rhythmusstörung besteht im sogenannten vorzeitigen Schlag oder der Extrasystole. Da sie meistens bei Herzgesunden vorkommt, völlig harmlos ist und von vielen nicht einmal bemerkt wird, besteht bei der Mehrzahl der Personen, die an dieser Arrythmie leiden, keine Notwendigkeit sie zu behandeln. Es gibt aber auch Menschen, bei denen sich die Extrasystolen störend auswirken, ob sie nun herzkrank sind oder nicht. Sie können entweder infolge der Extrasystolen selbst Beschwerden haben, weil sie ein Pulsieren im Halse oder eine Pause, während der das Herz still zu stehen scheint, empfinden, oder die kräftige Betonung des postextrasystolischen Schlages ist ihnen unangenehm. Menschen, die unter solchen Sensationen leiden, können davon Tag und Nacht geplagt sein und müssen daher auch behandelt werden. Die einfachste aller Maßnahmen, die oft allein schon wirksam ist, besteht in der Aufklärung darüber, daß Extrasystolen harmlos sind und in der

---

*) Mephenterminsulfat = N-α-αTrimethylphenylaethylaminsulf. Neueres Sympathicomimeticum. (Ähnlich Ephedrin.)
**) 7,5 bis 15 mg, unter der Zunge, je nach Bedarf. Entspricht dem deutschen Aludrin (Isopropylnoradrenalin).

Feststellung, daß die meisten Leute sich so an die Arrythmie gewöhnen, daß sie sie schließlich gar nicht mehr spüren. Manchmal liegt ganz unverkennbar irgendeine besondere Ursache für die Extrasystolie vor: zu nennen sind Tabak, Kaffee, Tee, Alkohol, Verdauungsstörungen, starke Aufregung oder ungewöhnliche Anstrengung. Eine Beseitigung dieser Faktoren kann dann hinreichen, um das Herzstolpern einzudämmen oder ganz abzustellen. Zuweilen werden aber doch Medikamente erforderlich, doch sollte es nie bis zur Anwendung von Narkotika kommen. Chinidin in Tabletten zu 0,2 kann unter Umständen helfen, wenn es mehrmals täglich verabreicht wird. Häufig ist es nicht nötig, es jeden Tag zu nehmen, sondern nur dann, wenn die Extrasystolie besonders störend ist. Ab und zu kann ein Sedativum, besonders Luminal in geringen Dosen gut wirken. Zuweilen hilft auch Brom, das schon vor Jahren von Sir James Mackenzie empfohlen wurde, der allerdings auch feststellte, daß die beste Behandlung in Beruhigung und „Bewegung in frischer Luft" bestehe.

Die *paroxysmale Tachykardie* ist meistens ebenso harmlos wie die Extrasystolen und kann genauso behandelt werden. Andererseits ist sie manchmal noch weit unangenehmer und bei Vorliegen eines Herzleidens sogar schädlich in ihren Auswirkungen, ja, in seltenen Fällen sogar gefährlich. Deshalb sollte die Therapie auch in mehr als nur der psychischen Beruhigung bestehen. Zu Beginn eines Anfalls von Vorhofstachykardie kann man immer erst versuchen, was ein Druck auf den Karotissinus zu leisten vermag, in 5 bis 10% der Fälle erweist er sich wahrscheinlich als wirksam. Wo die Wirkung ausbleibt, konnte ich feststellen, daß eine Gabe von zwei Tabletten Chinidinum sulfuricum den Paroxysmus abkürzte. Wenn sich der Anfall aber in die Länge zog, wurde dieselbe Menge nach einer oder zwei Stunden noch einmal verabfolgt. Ipecacuanha-Sirup kann auch wirksam sein, schmeckt aber schlecht. Bei einigen Patienten war der Erfolg einer Digitalisierung mit längerer Beibehaltung des Medikaments sehr nachhaltig. In besonders hartnäckigen Fällen lohnt ein Versuch mit Mecholyl*) und Novocamid. – Wenn es sich um eine ventrikuläre paroxysmale Tachykardie handelt, sind Chinidin und Pronestyl die Medikamente der Wahl. Im übrigen ist der wichtigste Schlüssel zur optimalen Therapie die Identifizierung der Rhythmusstörung durch ein Elektrokardiogramm, das möglichst im Verlaufe der Behandlung mehrmals wiederholt werden sollte.

Vorhofflattern und -flimmern, das sich auch am besten im Elektrokardiogramm erkennen läßt, stellen schon ernstere Rhythmusstörungen dar und kommen häufiger bei Herzkranken als bei Gesunden vor. Obwohl auch hier als Therapie in erster Linie die Beruhigung des Patienten in Frage kommt, müssen doch je nach dem zugrunde liegenden Herzleiden noch andere, speziellere Maßnahmen hinzutreten. Für Vorhofflimmern, das erstmalig oder zum wiederholten Male anfallsweise auftritt, wird zur Wiederherstellung des normalen Rhythmus Chinidin empfohlen, oft mit Erfolg. Wenn sich jedoch die Paroxysmen häufen oder das Vorhofflimmern schon seit Jahren besteht, ist die Therapie der Wahl eine Digitalisierung auf lange Sicht. Übrigens ziehe ich bei Vorhofflattern die Digitalis dem Chinidin von vornherein vor. Die Frequenz des Ventrikels kann dadurch vermindert werden, daß der Grad des Blockes von einem 2:1 auf einen solchen von etwa 4:1 erhöht wird, oder es kommt zu Vorhofflimmern, wenn sich nicht gar der normale Rhythmus wieder einstellt. Es wird auch behauptet, daß im Anschluß an die Digitalisierung verabfolgte hohe Dosen von Atropin das Vorhofflattern zum Verschwinden bringen können.

---

*) Präparat der Fa. Merck u. Co, Rahway N. J. Chemisch ist es: Acetyl-beta-methylcholin; hat eine Methylgruppe mehr als Acetylcholin, wird weniger schnell inaktiviert als dieses und hat nur geringen Effekt auf die autonomen Ganglien. Stimuliert nur die cholinergischen autonomen Endorgane und im geringen Maße die Skelettmuskulatur.

Wie es Fälle gibt, in denen eine Herzinsuffizienz therapieresistent zu sein scheint, so kann auch Vorhofflimmern oder -flattern sich refraktär gegen eine Behandlung erweisen, so daß z. B. trotz voller Digitalisdosen die hohe Herzfrequenz fortbesteht. Das ist dann ein Hinweis darauf, daß noch eine wesentliche Komplikation, wie z. b. ein Infekt, etwa akutes rheumatisches Fieber oder ein Infarkt (in Lunge oder Herz) oder eine Thyreotoxikose vorliegen muß. – Übrigens darf man nicht übersehen, daß ein Patient mit Vorhofflimmern unzureichend digitalisiert ist, wenn bei ihm die Herzfrequenz bei körperlicher Bewegung erheblich ansteigt, mag sie auch im Ruhezustand der Norm angeglichen sein. Liegen aber die oben erwähnten Komplikationen vor, dann neigt das Herz sogar bei körperlicher Ruhe zu starken Frequenzsteigerungen.

Wir kommen nun zum *Herzblock*. Ein *Schenkelblock* ist klinisch stumm und bedarf keiner Behandlung. Sogar die meisten Fälle von *atrioventrikulärem und sinuaurikulärem Block* brauchen an sich nicht behandelt zu werden, wenn sich nicht bei Absinken der Herzfrequenz auf 20 oder weniger Schläge in der Minute, bzw. Kammerstillständen von 8 bis 10 Sekunden Dauer, Symptome wie Schwindel, Ohnmacht oder tiefe Bewußtlosigkeit mit oder ohne Krämpfe (ADAMS-STOKESsches Syndrom) herausbilden. Dann ist Adrenalin in der Lösung 1:1000 das Medikament der Wahl. Man gibt ½ bis 1 ccm parenteral so oft es erforderlich ist, vorausgesetzt, daß durch das Elektrokardiogramm Kammerflimmern als Ursache der fehlenden Ventrikelpulsation ausgeschlossen werden kann. In weniger schweren Fällen wird vielleicht auch Ephedrin eine günstige Wirkung haben.

Zum Schluß des Kapitels möchte ich noch einige Betrachtungen über ein paar andere, durch Herz- und Gefäßerkrankungen bedingte Notfälle in der ärztlichen Praxis anfügen. Ein akutes Pulmonalödem ist meistens durch eine Erkrankung des Herzens bedingt, obwohl es auch andere Ursachen dafür gibt. Der Schlüssel zu seiner Behandlung wie auch zur Prophylaxe weiterer Anfälle liegt in der Identifizierung des zugrunde liegenden Herzleidens und in der Aufdeckung des Faktors oder der Faktoren, die das Ereignis jeweils auslösen. Aber was auch die Ursache sein mag, es gibt eine mehr oder weniger spezifische, unmittelbar wirksame Therapie für die quälenden Beschwerden, mit denen ein Pulmonalödem praktisch stets einhergeht: das ist die parenterale Gabe eines Narkotikums. Das gebräuchlichste ist in diesem Falle wohl das Morphium, und im allgemeinen hilft es auch ausgezeichnet. Wenn Sauerstoff verfügbar ist, so empfiehlt sich auch dessen Anwendung, aber diese Maßnahmen genügen in vielen Fällen nicht. Wenn man es mit einem plötzlichen Versagen des linken Ventrikels infolge Hochdrucks, Aortenklappenerkrankung oder Myokardinfarkt zu tun hat, ist es unbedingt angezeigt, Digitalis – falls das Medikament nicht schon zuvor in ausreichender Menge genommen wurde – innerhalb weniger Stunden bis zur vollen Absättigung zu geben: die gereinigten Präparate eignen sich gut zur intravenösen Darreichung. Die Hälfte der Gesamtdosis soll sofort, die restlichen beiden Viertel in je vierstündlichen Intervallen hinterhergegeben werden. Dieses Programm kann natürlich je nach den Umständen individuell abgewandelt werden. So wird z. B. Digitoxin in Dosen zu 0,6 Milligramm, 0,3 und 0,3 Milligramm in den oben angegebenen Zeitabständen parenteral verabreicht. Wenn es einmal zum akuten Pulmonalödem gekommen ist, sollte die Erhaltungsdosis der Digitalis von da an immer weiter gegeben werden. – Geht das Ödem nicht in wenigen Stunden zurück, so tut man gut daran, ein Quecksilberdiuretikum einzusetzen. Natürlich ist auch Ruhe mit hochgelagertem Oberkörper sowie eine Begrenzung der Natriumzufuhr angezeigt. Nur selten erweist es sich bei der Behandlung des akuten Pulmonalödems als notwendig, seine Zuflucht zu einem Aderlaß oder Abschnürung der Gliedmaßen mittels Blutdruckmanschetten zu nehmen.

Wenn dem Pulmonalödem aber eine Mitralstenose, zu der eine Tachykardie hinzugetreten ist, zugrunde liegt, so muß außer der Opiatinjektion noch eine möglichst spezifische Behandlung der hohen Herzfrequenz versucht werden. Handelt es sich um eine Sinustachykardie, muß die Ursache – sei es nun infektiös, toxisch oder psychisch – eben entweder durch ein Antibiotikum oder durch Antitoxine, bzw. geeignete Sedativa bekämpft werden. Hat man es mit einer paroxysmalen Vorhof- oder Ventrikeltachykardie zu tun, oder beruht der Anfall von Herzjagen auf Flimmern oder Flattern, dann muß mit Chinidin, Digitalis oder anderen Mitteln – wie bereits oben erwähnt – eine gezielte Behandlung durchgeführt werden. Gleich nach dem ersten Anfall dieser Art sollte man sich bemühen, durch entsprechende therapeutische Maßnahmen Wiederholungen vorzubeugen. In vielen Fällen von Mitralstenose, die sich für eine Kommissurotomie eignen, kann man heute durch diesen Eingriff auf Jahre hinaus einen Schutz davor schaffen.

Bei Herz- und Kreislaufkrankheiten tritt häufig durch eine *Lungenembolie*, die ihrerseits wieder ein Lungenödem auslösen kann, eine kritische Situation ein. Nach der oben beschriebenen Behandlung des Ödemfalles, die sofort einzusetzen hat, sollte man es sich angelegen sein lassen, Mittel und Wege zu finden, um weitere Vorfälle dieser Art hintanzuhalten. Die direkte Embolektomie aus der Pulmonalarterie, die früher empfohlen und wohl auch versucht worden ist, erwies sich weder als allgemein durchführbar noch hat sie sich bewährt. Aber es gibt zwei Mittel, um weitere Komplikationen zu verhüten: einmal die Ligatur der Schenkelvenen, wenn der Verdacht einer Schenkelvenenthrombose besteht und eine Embolie aus dem rechten Herzen unwahrscheinlich ist, zum anderen der Gebrauch von Antikoagulantien.

Um eine Herztamponade zu verhindern, muß bei der *akuten Perikarditis* der Erguß punktiert, bei einer *chronisch obliterierenden* das indurierte Perikard reseziert werden. Diese Maßnahmen wirken häufig lebensrettend und können die Gesundheit und volle Lebenserwartung eines Patienten wieder herstellen. Die *akute Endokarditis* oder die *Endokarditis lenta* oder auch nur der starke Verdacht einer solchen macht antibiotische Therapie erforderlich, durch die es heutzutage gewöhnlich zu einer Ausheilung kommt. Es empfiehlt sich aber, diese mit hohen Penicillindosen zu beginnen und entsprechend fortzuführen. Man sollte jedoch schon zu Anfang in vitro die verschiedenen Antibiotika auf ihre Wirksamkeit gegen den Erreger testen, um für die weiterhin einzuschlagende Therapie Richtlinien zu gewinnen. Die Behandlung muß mindestens einen Monat lang durchgeführt werden.

Schließlich muß man bei den akut kritischen Situationen, die bei Erkrankungen des Herzens und der großen Gefäße vorkommen, gelegentlich auch an das *Aneurysma dissecans* der Aorta denken. Es ist zwar ein seltenes, aber desto schwereres Krankheitsbild. Morphium und einige Mittel zur Bekämpfung des etwa vorhandenen Schocks ist alles, was wir hier zur Verfügung haben. Es liegen allerdings schon Berichte über Versuche der chirurgischen Behandlung vor. Trotzdem muß die exakte Diagnose gestellt werden. Etwa 80 % der Fälle sterben innerhalb von Stunden oder Tagen an einer Ruptur.

Zum Schluß dieses Buches möchte ich auf einzelne Punkte noch einmal besonders hinweisen: erstens, wie wichtig es ist, bei Diagnose und Therapie die ganze Persönlichkeit des Patienten mindestens ebenso zu erfassen wie die Krankheit an sich; zweitens, sollte man den Patienten über seinen Zustand ins Bild setzen, wodurch fast immer für die Behandlung und Prognose sehr viel gewonnen ist; drittens, bemühe man sich, dem Patienten gegenüber so hoffnungsvoll zu erscheinen, wie es die Umstände rechtfertigen; viertens, muß der Arzt bei der Ausübung seiner Tätigkeit auch den gesunden Menschenverstand sprechen lassen und das alte Wort beherzigen: „Nicht der erste sein, der etwas Neues ausprobiert, aber auch nicht der letzte, der eine veraltete Behandlungsmethode verläßt." Mit anderen Worten, es empfiehlt sich zu warten, bis die wissenschaftliche Forschung den Wert und die Zuverlässigkeit neuer diagnostischer und therapeutischer Methoden eindeutig bestätigt hat. Ich denke da z. B. an die Ballistographie und an die Koronarchirurgie, die man auch erst dann allgemein empfehlen sollte. Mit der Zeit werden wir klarer sehen.

Sachverzeichnis

Abdomen, akutes 40, 68
Abflachung der T-Zacke 161
Abschnürung der Gliedmaßen 185
ADAMS-STOKESscher Anfall 57, 58, 149
ADAMS-STOKES-Syndrom 55
Aderlaß 185
Adrenalin 21, 59, 170, 184
Akzentuation der Herztöne 89
— des zweiten Pulmonaltones 25, 174
Alkohol 182
Alkoholische Getränke 13
Allergie 17
Alter 7
Aminophyllin 176
Anämie 21, 69
Anästhesie 32
Analyse des Schmerzes 29
Anamnese 8
Anastomosenoperation 111
Aneurysma 66, 97, 119
— dissecans 41, 60, 69, 100, 131, 134, 187
— der Aorta abdominalis 83, 100
— der Aorta ascendens 92
— der Pulmonalis 43
Anfall, epileptischer 59
Angina hypercyanotica 43
— pectoris 8, 17, 22, 30, 39, 45
— — decubitus 35, 179
— —, langanhaltende 52
— — bei Ruhe 179
Angiokardiographie 144
Angstneurose 11
Anorexie 67
Anoxämie 72
—, zerebrale 60
Anoxie 23

Anoxie des Herzmuskels 39, 43, 53, 161
Anstrengungssyndrom 38
Antikoagulantien 68, 179, 180, 186
Antikoagulationstherapie 53
Aorta, Röntgenbild der 129
— abdominalis, Aneurysma der 83
—, Aneurysma dissecans der 69
— ascendens — Aneurysma der 92
— descendens 66
—, Dilatation der 91
— doppelwandige 134
—, Erweiterung der 93, 129
— rechtsseitige 134
—, Ruptur der 24
—, Schlängelung der 132
— thoracalis 41, 132
—, Überdehnung des Klappenrings 95
Aortenaneurysma 43, 65, 75, 76, 83, 92, 129
—, Einbruch eines 96
Aortenbogen, Verschmälerung des 134
Aorteninsuffizienz 73, 87, 88, 91, 95, 119
Aortenisthmusstenose 16, 85, 97, 100
—, kongenitale 106
Aortenklappenerkrankung 24
Aortenstenose 45, 60, 92, 107, 131
Aortensyphilis 43
Aortenton, Verstärkung des zweiten 89
Aortenwand, Elastizitätsverlust der 130

Aortitis 73
—, luica 133
Aortogramm 136
Aphasie 63
Appetitlosigkeit 64
Arachnodaktylie 16, 131
Arcus senilis 74
Argyrie 72
Arrhythmie 49, 73
—, Behandlung der 181–184
Arteria anonyma, Pulsation der 75
— pulmonalis 137
— subclavia 66
Arterien, systolische Geräusche über den 94
Asthmaanfälle 21
Aszites 25
Atelektasen 40
Atembeklemmung 30
Atembeschwerden, Ursachen der 27
Atemgeräusch 22
Atemnot 23
—, Ursachen der 20
Atemnotsanfall 24
Atemvolumen 28
Atherosklerose 56, 64, 130
—, generalisierte 133
—, koronare 11, 17, 43
—, zerebrale 63
Atmen, geräuschvolles 21
—, Schmerzen beim 21
Atmung, apnoische 27
—, CHEYNE-STOKESsche 25, 62
—, hyperpnoische 27
—, seufzende 21, 22
Atrioventrikularknoten 51
Atriumwelle 58
Atropin 14, 57, 58, 183
Aufstoßen 37
Augen 73
Augenfarbe 71
Augenflimmern 64

Augenhintergrundsveränderung 73
Auskultation am linken Sternalrand 58
AUSTIN-FLINT Geräusch 95
a-v-Block 11, 54, 55, 91, 105, 166
a-v-Tachykardie, nodale 51
a-v-Überleitung 171
a-Welle 76

Ballistographie 188
Bauchaorta, sackförmige Aneurysmen 100
Beine, Anschwellung der 82
Beinvenenthrombose 24, 112
Behandlung 171–187
Behandlung, chirurgische 96, 187
Belastung, familiäre 17
Belladonna 14, 57
Besprechung, klinisch-pathologische 3
Bettruhe 38, 53
Blässe 21, 71
Bewußtlosigkeit 56, 184
Bewußtseinstrübung 70
Block, atrioventrikulärer 11, 54, 91, 105, 166, 184
—, kompletter 55
—, partieller 50, 55, 57
—, sinusaurikulärer 55, 184
Blutdruck, Abfallen des 39
—, basaler 99
— in den Beinen 100
—, maximaler 99
— -amplitude 106
— -messung 98, 103
— — in beiden Armen 99
— -neurose 103
— -senkende Medikamente 64, 177
Blutgase, Bestimmung der 28
Blutgasanalyse 12

Sachverzeichnis

Blutstreifen im Sputum 65
Blutung bei Hochdruck 64
Blutung, petechiale 73, 84
Blutversorgung, zerebrale 56
Bradykardie 149
BROADBENTsches Zeichen 79
Brom 182
Bronchialasthma 20
Bronchialatmen 81
Bronchien, Infekte der 20
Bronchitis, chronische 22
Brustbein, Druck hinter dem 32
Brustschmerzen 62
Brustwandableitungen 150, 164, 165

CHEYNE-STOKESsche Atmung 62
Chinidin 13, 49, 51, 53, 54, 67, 170, 182, 183, 186
Chloroform 59
Cholezystektomie 12
Circulus arteriosus Willisii 63
Cold pressor test 106
Concretio pericardii 76, 110, 112, 126
Cor bovinum 78, 119
Cor pulmonale 7, 89, 96, 150
— —, akutes 23, 40, 81, 93, 156
— —, chronisches 138
Corrigan-Puls 87, 102
c-Welle 76

Dämpfung 81
Dauergeräusch 80
Defibrillator 58
DE MUSSETsches Zeichen 75
Diät 12
—, kochsalzarme 102
Diastolische Geräusche 94
— — über den Gefäßen 96
Diastolischer Druck 101
Digitalis 22, 49, 53, 54, 62, 67, 105, 147, 174, 175, 185, 186
Digitaliseffekt 161
— Kontraindikation 175

Digitalisierung 182
Digitalisintoxikation 147
Digitalisüberdosierung 51, 64
Digitoxin 175, 185
Dilatation des rechten
 Ventrikels 23
— des Herzmuskels 124
Diphtherie 11
Diurese 12
Diuretika 176
Druck, venöser 108
Druckempfindlichkeit des
 Thorax 80
Ductus arteriosus, offener 9, 16, 28, 86, 96, 97, 139
Durchblutung, zerebrale 25
Durchblutungsstörung,
 zerebrale 20, 63
Durchleuchtung 27, 111
DUROZIEZsches Zeichen 96
Dysphagie 66
Dyspnoe 22, 24, 25, 26, 43, 53, 81, 173
Dystonie, neurozirkulatorische 11, 18, 19, 21, 28, 33, 36, 38, 62, 69, 80, 84

Einpanzerung des Herzens 27, 109
Ektasie, senile der Aorta 130
Elastizitätsverlust der
 Aortenwand 130
Elektrokardiogramm 21, 42, 146–171
—, St-Strecke des 13, 161, 165, 167
—, toxische und medikamentöse Einwirkungen auf 170
Elektrolyte, Entzug von 176
Embolie 40, 85
—, zerebrale 63
Empfindlichkeit, präkordiale 38
Emphysem 22, 27, 28, 78

Emphysembronchitis,
 chronische 20
Endarteriitis 85
— obliterans 138
Endokarditis, akute 187
Endokarditis lenta 63, 72, 73,
 74, 83, 84, 187
Entfaltungsknistern 80
Entwicklung, fetale 16
Enzephalopathie 62
Ephedrin 184
Epilepsie 59
Erblichkeit 16
Erbrechen 67
Erguß im Thorax 81
Ermüdbarkeit 21
Ernährungszustand 8
Erosion von Gefäßen 65
Erschöpfungszustände,
 nervöse 11
Erstickungsgefühl 30
Euphyllin 27
Exophthalmus 73
Extrasystolie 46, 48, 146
—, Ursache der 182
Extremitätenableitungen 150

FALLOTsche Tetralogie 84, 96
Familienanamnese 15, 17
Familiensorgen 16
Farbensehen 64
Fehldiagnose, Herz-
 vergrößerung 123
Fehler, angeborene des
 Herz-Kreislaufsystems 16
Fettbeschränkung 13
Fettdepot. 122
Fette, pflanzliche 13
Fibroelastosis, endomyokar-
 diale 44
Fieber 21, 23, 42
—, rheumatisches 124, 177,
 184

Fistel, arteriovenöse 72, 80,
 86, 97
FLINTsches Geräusch 95
Flüssigkeit im Brustraum 28
Folia digitalis 175
Freizeitbeschäftigung 14
Frequenzschwankungen bei
 Arrhythmien 49
Fußpuls 85

Gallenblasen-Affektionen 41
— -entzündung 67
Gallensteinanfall 67
Galopprhythmus 25
— —, apikaler 173
— —, diastolischer 90, 174
Gastrektomie 12
Gastrointestinale Symptome 66
Geburten 14
Gedächtnisverlust 63
Gefäße, diastolische Geräusche
 über den 96
—, systolische Geräusche über
 den 94
—, Erosion von 65
Gelbsucht 24, 73
Gelenkrheumatismus 17
—, akuter 11, 94
Genußmittel 13
Geräusche 10, 91–97
—, diastolische 94
—, kontinuierliche 96
—, mesodiastolische 95
—, physiologische 91
—, präsystolische 91
—, systolische 92
—, Lautstärke der 92
Geschlecht 7
Getränke, alkoholische 179
GRAHAM-STEELL-Geräusch 96
Greisenalter 7
Grundumsatz 106, 176
—, Senkung des 179

Sachverzeichnis

Haarfarbe 71
Haematom, intramurales 24
Hämaturie 68
Hämoperikard 104
Haemoptoe 23, 65
Halluzination 62
Halsschlagadern, Verlegung
 der 60
Harnflut 69
Hauptsymptome des akuten
 Myokardinfarkts 180
Haut 71
Heiserkeit 64
Hemiplegie 63
Herpes zoster 36, 39
Herz, Aktion des
 bei Durchleuchtung 27
—, angeborene Mißbildungen
 73
—, Anzeichen für eine Einengung 127
—, Einpanzerung des 27, 109
—, Größe des 27, 112
—, Lage des 26, 27
—, Steillage des 150
— -achse, Linksdrehung der 152
— —, Rechtsdrehung der 150
— -affektion, rheumatische 63
— -asthma 22
— -beschwerden, nervöse 11
— -beutel, Erkrankungen
 des 123
— —, -adhäsion, chronische
 fibröse
 oder verkalkende 104, 125
— rheumatische 124
— — -erguß 104, 123, 124
— -block 91, 146, 184
— -dilatation 63
— -erweiterung 22
— -fernaufnahme 112
— -frequenz 26
— -geräusche, pathologische 91
— —, physiologische 91

Herzhöhle, Injektion in die 59
— -insuffizienz 23
— —, Behandlung 25, 173
— -jagen, Anfälle von 49
— -katheterisierung 12, 28, 88, 98, 108, 144
— -klopfen 21, 45
— -krankheiten, rheumatische 17, 63, 118
— — bei Ehegatten 19
— -kranzgefäßerkrankung 7, 11, 31
— -lage 150
— -muskel 59
— —, Anoxie des 53
— —, Dilatation des 124
— — -narben 162
— — -schwäche 24
— — —, Behandlung der 173
— -neurose 19, 51, 161
— -operation 110
— -querlage 152
— -rhythmus, Störungen des 146, 181
— -schatten, kleiner 21
— —, Pulsation des 125
— -schmerzen 21
— steillage 160
— spitzenstoß 78
— stromkurve 146–171
— -tamponade, akute 104
— -töne 89–91
— —, abgeschwächte 90
— -tod, plötzlicher 17, 45
— -vergrößerung, Fehldiagnose 123
— -versagen 28, 44, 81, 173, 185
Hexamethonium 14
Hiatushernie 35
Hilusschatten, vergrößerter 139
— Tanzen der 139
Hinterwandinfarkt, akuter 160

194 Sachverzeichnis

Hochdruck
 bei Nierenerkrankung 83
 — essentieller 14, 99, 101, 103, 105, 106, 152
 — familiärer 17
 — juveniler 7
 — pulmonaler 96, 138
 — venöser 109
Hockstellung 26
Hohlvenen, Stauung der großen 144
HOMANNsches Zeichen 24
Hörstörungen 74
Husten 23, 64, 65
Hydrothorax 27, 81
Hypercholesterinämie 17
Hypercholesterinämie familiäre 17
Hyperkaliämie 171
Hypertension siehe Hochdruck
Hypertoniker, Krisen der 69
Hypertonus, siehe Hochdruck
Hyperventilation 21
—, gewohnheitsmäßige 22
Hypnotika 62
Hypokaliämie 70, 171
Hypotension, lagebedingte 12
Hypotonie, orthostatische 85
Hypoxie des Herzmuskels 43
— test 159

Infarkt der Hinterwand 161, 163, 164, 165
— der Milz 83
— der Niere 68
— der Lunge 23, 27, 65
— des Septums 163
— der Vorderwand 160, 163
Infekte der Lunge 20
Infektionskrankheiten 18
Infundibulumstenose 92, 93
Insuffizienz, relative, der Herzklappen 92, 96
Interkostalneuralgie 39

Ionengleichgewicht 170
Ipecacuanha-Sirup 182
Isthmusstenose, kongenitale 134
Isuprel 181

Jod, radioaktives 176
— -präparate, radioaktive 175
Jugularpuls 58, 76
— — -typ, ventrikulärer 77
— -venen, Pulsation der 76, 174
— — -druck 108

Kaffee 13, 182
Kalium 70
Kalkeinlagerung
— in die Aorta 132, 133
— in die Aortenklappen 128, 129
— in den Kranzgefäßen 134
— ins Perikard 127, 129
Kalium 176
Kalorienbeschränkung 12
Kalziumspiegel, niedriger 170, 171
Kammerstillstand 57, 149
Kammerautomatie 57
Kammerflimmern 58, 149, 184
Kammerrhythmus, ektopischer 56
Kammerschläge, ausgefallene 54
—, vorzeitige 48
Kapselspannung der Leber 82
Kardiospasmen 36, 66
Karotis, Pulsation der 75
Karotissinus, Druck auf den 34, 182
— -Druckversuch 147
— -syndrom 55, 57
Katarakte 73, 74
Kationenaustauscher 176

Sachverzeichnis

Klappenaffektionen, rheumatische 7
Klappenerkrankung, chronische 129
"Keine Schläge" 63
Kleinhirndefekt 61
Kochsalzbeschränkung 22
Kohlenmonoxyd 170
Kohlensäureüberangebot 27
— -mangel 27
Kollaps 39, 60
Kommissurotomie 12, 186
Kommunikation, arteriovenöse 61
Kontraktion, vorzeitige 46
Kopfschmerzen 62
Koronararterien, Verkalkung der 134
Koronarchirurgie 188
Koronarien, Atherosklerose der 17, 21, 134
Koronarinsuffizienz 8, 13, 31, 72, 88, 152, 178
—, Anzeichen von 158
—, schmerzlose 32
Koronarsystem, arterielles 17
Koronarthrombose 8, 17, 32, 38, 43, 67
—, akute 60, 69, 166, 180
Körperbau 8
Krämpfe 59, 149, 184
Krankengeschichte 6
Kreislauf, Abnahme des Druckes im kleinen 108
— -dekompensation 24
—, dekompensierter 23
—, Drucksteigerung im kleinen 96
—, erhöhter Druck im kleinen 89
— -insuffizienz 28, 63
—, Rekompensation 176
—, Überfüllung im kleinen 81

Kreislauf, Zunahme des Druckes im kleinen 108
Kropf 75
Kurzatmigkeit 22, 25
Kymogramm 121

Langlebigkeit 18
Larynxparalyse 65
Lautstärke der Geräusche 92
Lebensgewohnheiten 14
Leber 82
—, Druckempfindlichkeit der 82
—, Tiefstand der 82
—, Vergrößerung der 82, 124, 174
Leberpulsation 82
Leberstauung 24
Leibschmerzen 67
Leukozytose 21, 23, 42, 87
LEVYscher Hypoxie-Test 159
Lücke, auskultatorische 103
Luminal 182
Lunge, Erkrankungen der 27
Lungen-Arterien 27
— -embolie 23, 69, 186
— -emphysem 21, 22, 27, 28, 78
— -fistel, arterio-venöse 144
— -infarkt 28, 65, 73
— -infektion 28
— -ödem 22, 23, 25, 26
— —, akutes 60, 69
— -stauung 25, 53, 65
— -venen 27

Mastdarmreizung 64
Mattigkeit 21
Mecholyl 183
Mediastinal-Syndrom oberes 76, 109
— -tumoren 140
MENIÈREsche Krankheit 61, 74
Mephentersinsulfat 181
Mesenchym 18

Sachverzeichnis

Mesenterialthrombose 41
Mesodiastolisches Geräusch 95
— Rollen -91
Mesosystolischer click 91
Meteorismus 68
Milztumor 83
Milzvenenthrombose 111
Mißbildungen, angeborene 8
Mitralinsuffizienz 24, 92
Mitralklappenchirurgie 54
Mitralstenose 16, 24, 54, 65, 89, 90, 94, 107, 112, 116, 117, 150, 168, 185, 186
—, Kommissurotomie bei 12
—, Komplikation bei 50
—, relative 94
—, Tachykardie bei 60
Morbus Addison 107
— caeruleus 26
Morphinismus 47
Morphium 53, 67, 176, 185, 187
M. sternocleidomastoides 77
Mussetsches Zeichen 75
Myokard, Anoxie des 161
Myokardinfarkt 17, 22, 24, 25, 41, 63, 87, 119, 158, 180
— -erkrankung, Spätfolge einer 129
— -krankheit, rheumatische 43
— -versagen 65
Myokarditis 11, 166
Myxödem 169

Narben, Herzmuskel 162
—, Hinterwand des linken Ventrikels 164
Narkotika 182
—, Gewöhnung an 14
Natrium-Entzug 12
— -substitution 176
— -zufuhr 175, 185
Nausea 67

Nebenniereninsuffizienz, chronische 107
Neosynephrin 180
Nephritis 68
Nervosität 20
Nervus recurrens 65
Netzhaut, Bild der 64
Neuritis 36, 38
—, toxische 38
Neurose, kardiale 47
Niedervoltage 168
Nieren 83
— -infarkt 68
— -kolik 68
Nitrite 179
Nitroglyzerin 33, 34, 40, 95
Nonnensausen 97
Normwerte des Pulmonaldruckes 108
Novocamid 51, 53, 183

Ödem 176
— der Beine 23, 85
— der Papille 64
Ösophagospasmus 36, 66
Ösophagus 66, 134
—, Dislokation 66
—, Kompression 66
—, Kontrastfüllung 66
— -varizen 111
Ohnmacht 11, 22, 55, 85, 149, 184
Oligämie 110
Opiate 27
Orthodiagramm 111, 112
Orthopnoe 26

Papillenödem 64, 73
Patellarreflexe 31, 84
Payrsches Zeichen 24
Penicillin 74, 187
Perikardadhäsionen 168
Perikardialerguß 27
Perikardiales Reiben 124

Sachverzeichnis

Perikarditis 20, 24, 36, 42, 129, 152, 167
—, akute 186
—, chronisch obliterierende 186
— —, schrumpfende 127, 129
Perikard, Kalkeinlagerung ins 126, 127
—, Resektion des 12
—, Tuberkulose des 123
Phäochromozytom 106
Plateau Puls, anakroter 87
Pleuritis 20, 42
—, akute 24
Pneumonitis, rheumatische 73
Pneumothorax 20, 27
Pollakisurie 68, 69
Polyurie 68
Polyzythämie 72
Präkordialschmerz 40
Präsystolisches Geräusch 91
Pronestyl 183
Prostatavergrößerung 68
Prostatektomie 12
Prostration 39, 180
Prothrombinzeit 68
Protrusio eines Aortenaneurysma 78
Pulmonalbogen, Vergrößerung des 138
—, Vorwölbung des 28
Pulmonalembolie 23, 25, 40, 54, 60, 85
Pulmonalinfarkt 21
Pulmonalinsuffizienz 95, 139
—, relative 139
Pulmonalis, Erweiterung der 93, 139
Pulmonalödem 53, 72, 142
—, akutes 184
—, lokalisiertes 27
Pulmonalstenose 93, 144
—, angeborene 139, 150
Pulmonalvenen, Druck in den 110

Pulmonalton, zweiter 89
—, zweiter, Akzentuation des 25
—, verdoppelter 89
Puls, hyperdiktrotischer 87
— anakroter 87, 107
—, langsamer 149
—, schneller 87
— -druck 106
— —, Abfallen des 107
— —, Zunahme des 106
Pulsation eines Aneurysmas 119
— der A. anonyma 75
— der Brustwand 78
— des Herzschattens 125
—, der Jugularvenen 76, 174
— der Karotis 75
—, paradoxe 120
Pulsus alternans 25, 87, 104, 173
— paradoxus 87, 104, 124
Pulswelle 58, 86
Pupillenungleichheit 73
P-Zacke, Vergrößerung der 155

QRS-Komplex 151, 168
— —, niedriger 169
— —, Verbreiterung des 171
QT-Dauer, verlängerte 171
Quecksilberdiurese 70
Quecksilberdiuretika 22, 62, 175, 176, 185
Q-Zacken 162, 164

Rasselgeräusche 40, 80
—, feuchte 80
RAYNAUDsche Krankheit 84
Reaktion, allergische 62
Rechts - Links, SHUNT 72
Reflexe 31
Regelanamnese 14
Reibegeräusche 40, 81
—, pleuroperikardiale 81
Reiben, perikarditisches 21

Reiben, pleuritisches 21
Reihenuntersuchungen 11
Reisdiät 64, 102
Reizschwelle 4
Resektion des Perikards 12
Respirationstrakt, Infektionen des 21
Restharn 68
Retinitis 73
Rhythmusstörung 46, 48, 149, 183
Rippenusuren 135
Röntgenbild der großen Gefäße 129
Röntgenuntersuchung 129
Röteln der Mutter 16
Ruptur der Aorta 24
R-Zacke 162

Salzbeschränkung 12
Salzmangel-Syndrom 70, 176
Sauerstoff 185
Sauerstoff-Bedarf 176
— -mangel 56, 67
— — des Gehirns 56
— -sättigung des Blutes 26, 27
Schenkelblock 11, 13, 55, 166, 171, 184
—, rechtsseitiger 150
Schenkelvenen, Ligatur der 186
Schenkelvenenthrombose 186
Schilddrüsenpräparate 14
Schlaflosigkeit 61
Schluckbeschwerden 66
Schmerz, Analyse des 29
—, ausstrahlender 34
—, Maskierung des 32
Schmerzen beim Atmen 21
Schmerzlokalisation im Rücken 33
Schnürring von Arterien 134
Schock 32, 40, 60, 180
Schrittmacher 59

Schulter-Arm-Syndrom 37
Schwäche 21, 56, 69
Schwangerschaft 14
Schwindel 61, 74, 184
Schwirren, fühlbares 79, 92, 94, 96
Schwitzen 69
Sedativa 27, 179
Sehstörungen 63
Senkung der ST-Strecke 161, 165
Senkungsgeschwindigkeit, hohe 87
Serienelektrokardiogramm 42
Serumelektrolyte 12
Shunt 12
—, links-rechts 72, 138
Singultus 66
Sinusknoten 55
Sinustachykardie 54, 186
Sinusvorhofblock 58
Simulation 6
Skoliose 141
Splenomegalie 111
Spontanpneumothorax 24
Sportlicher Einsatz 14
Sputum, Blutstreifen im 65
Status anginosus 52
Stauung der großen Hohlvenen 144
—, periphere 72
Stauungsaszites 82
Stauungsinsuffizienz 23, 81
—, unbeeinflußbare 177
Stauungserguß in die Pleura 25
Sternalrand, Auskultation am 58
Stillstand des gesamten Herzens 57, 58
ST-Strecke des Ekg 13
—, deformierte 171
—, flüchtige Senkung der 160
—, Hebung der 160, 167, 168

Sachverzeichnis

ST-Strecke, Senkung der 161, 165, 171
—, Verlagerung der 160
Streptococcus haemolyticus 17
— viridans 74
Strömungsgeschwindigkeit des Blutes 88
Subarachnoidalblutung 63
Synkope anginosa 39
Sympathektomie 12, 64
—, lumbordosale oder thorakolumbare 102
Syphilis 7
Syphilitische Aortis 130, 132
Systolische Geräusche 92
— — über den Arterien 94
Systolischer Druck 102

Tabak 13, 170, 182
Tachykardie 21, 23, 46, 65, 73
— bei Mitralstenose 60
—, paroxysmale 16, 25, 69, 146, 147, 182
—, ventrikuläre, paroxysmale 50, 166, 183
Tamponade des Herzens 123
Tanzen der Hili 139
T-Depression 171
Tee 13, 182
Therapie 171–188
Therapieresistenz 177
Thoracica longitudinalis dextra et sinistra 144
Thorax, Druckempfindlichkeit des 80
—, Luft im 28
—, Punktion des 23
—, Untersuchung des 77
Thrombangitis obliterans 100
Thrombophlebitis 85
Thrombose 64, 85
—, intrakardiale 63
Thyreotoxikose 7, 8, 49, 69, 73, 81, 93, 177

Todesangst 33
Tonsillen 74
Trachea 134
Transfusionen 181
Trikuspidalinsuffizienz 77, 94, 110, 117
—, totale 77
Trikuspidalring, irreversible Überdehnung 77
Trikuspidalstenose 77
Troikar, Anwendung von 177
Trommelschlegelfinger 84
Tuberkulose 65
— des Perikards 123
Tumor, intrathorakaler 20, 27
T-Zacke 171
—, Abflachung der 161, 170
—, flache 169
—, hohe spitze 171
—, Umkehr 170

Übelkeit 64
Übererregbarkeit, nervöse 17
Untersuchung, körperliche 70
— für Lebensversicherung 9
Urämie 70
Uropoetischer Apparat 68
U-Zacken 171

v-Welle 76
VALSALVAscher Druckversuch 109
Vagusreflex 57
Varizen 85
Vena cava caudalis, Ligatur der 177
— — cranialis 76
— — —, linke 144
Venensausen 80, 97
Venenstauung 96
Venensystem, Abfall des Druckes im 110
—, Anzeichen von Überdruck im 128

Sachverzeichnis

Venenthrombose 23
Ventrikel, linker 24
— linker, Hypertrophie 154
— —, Schwäche 90, 105
— —, Vergrößerung 113, 152
— —, Versagen 22, 24, 60, 65, 89, 185
—, rechter 138
—, Vergrößerung 150
— —, Versagen 25, 109, 168
Ventrikelseptum, Ruptur des 60
Ventrikelseptumdefekt, angeborener 93
Ventrikeltachykardie, paroxysmale 186
Veratrum-Alkaloide 14
Verdauungsstörungen 182
Vererbung 16
Vernichtungsgefühl 33
Vitalkapazität 28
Vitamine 13
Vomitus 67
Vorderwandinfarkt, akuter 160, 163
Vorgeschichte 9, 11
Vorhofflattern 49, 50, 56, 146, 167, 183
Vorhofflimmern 14, 16, 25, 49, 56, 146, 167, 168, 183
Vorhoflähmung 58, 171
Vorhofreiz 57
Vorhofrhythmus, ektopischer 56
Vorhofseptumdefekt 28, 95, 96, 118, 139, 150
—, kongenitaler 139
Vorhoftachykardie 147, 182
—, paroxysmale 49, 56, 186
Vorhof, Vergrößerung des linken 116, 156
— — — rechten 117, 156
Vorwölbung der Herzgegend 78

Wasserhammereffekt 101
Wasserhammerpuls 87
Wortblindheit 63

Xanthelasmen 74
Xanthome 85

Zähne 74
Zahnextraktion 74
Zerebrale Erkrankungen 20
Zirrhose, kardiale 82
Zwerchfell 21
—, tiefstehendes 28
Zyanose 72, 84
—, Ursache der 72
Zyste des Mediastinums 140, 141

Pharmakologie des Herzversagens

Von Prof. Dr. **John McMichael**
Post-Graduate Medical School der Universität London

Übersetzt von Dr. **Herbert Vetter**
II. Medizinische Universitätsklinik Wien

XII, 70 Seiten mit 24 Abbildungen. 1953. Kart. DM 9,—.

Dieses kleine Büchlein bringt auf fast 70 Seiten das Beste, was auf diesem Gebiet in den letzten Jahren geschrieben worden ist. *Es ist für jeden lehrreich, der sich über die moderne Forschungsrichtung, die der Herzkatheter gebracht hat, orientieren will. Für den Fachmann aber ist es ein reiner Genuß.* Die Eigenart des Autors, *die in der Kraft des Wortes und in der Prägnanz der kurzen Sätze liegt,* wird auch dem deutschsprachigen Leser meisterhaft vermittelt. *Die Ausstattung durch den, für die Herzforschung seit Jahrzehnten verdienten Verlag, ist wie immer einwandfrei.* **Wiener klinische Wochenschrift**

Das Bestechende an diesem kleinen Buch ist die kurze Zusammenfassung schwierigster Probleme *(z. B. Definition des Herzversagens) in* verständlicher Form. *Die umfangreiche Erfahrung des Verfassers in der* Technik des Herzkatheterismus und der kritischen Auswertung *der damit gewonnenen Befunde ermöglicht es ihm wie keinem „theoretischen Pharmakologen",* pathologische Kreislaufzustände *und deren* medikamentöse Beeinflussung *beim Menschen richtig zu beurteilen. Das Buch ist kein Handbuchartikel, sondern gibt unter* sorgfältiger Auswahl der Literatur die persönlichen Erfahrungen des Verfassers *wieder.* **Medizinische Klinik**

VERLAG VON DR. DIETRICH STEINKOPFF · DARMSTADT

Elektrokardiographie für die ärztliche Praxis

7. verbesserte und ergänzte Auflage

Von Prof. Dr. **Erich Boden**

weil. Direktor der I. Med. Klinik der Med. Akademie Düsseldorf

XX, 288 Seiten mit 246 Abbildungen. 1952. Brosch. DM 26,—, Ganzleinen DM 29,—

Durch seine vielen Abbildungen, nicht nur sehr gut ausgewählte elektrokardiographische Kurven, sondern auch erläuternde, schematische Zeichnungen in großer Zahl, ist das Werk außerordentlich anschaulich und gibt auch dem mit der Elektrokardiographie Vertrauten manche wichtigen Hinweise und Anregungen. Besonders aber ist das Buch für Studierende und für den praktischen Arzt geeignet, der nicht dauernd mit der Elektrokardiographie zu tun hat. Es bietet ihm die Möglichkeit, sich dort rasch und sicher über alle wichtigen Elektrokardiogrammbefunde zu orientieren.

Medizinische Klinik

Klinische Vektorkardiographie

Von Doz. Dr. **R. Wenger**

Assistent an der I. Medizinischen Universitätsklinik Wien

Mit einem Beitrag „Die technischen Grundlagen der Vektorkardiographie"

von Dr. **K. Hupka,** Wien

und einem Geleitwort von

Prof. Dr. **E. Lauda,** Wien

(Kreislauf-Bücherei, Band 15)

XII, 163 Seiten mit 52 Abbildungen. 1956. Brosch. DM 24,—, Ganzleinen DM 26,—

Wengers Darstellung macht den Versuch, auf Grund der Erfahrungen der Laudaschen Klinik die noch sehr im Fluß befindlichen Meinungen und Urteile zu klären. Den technischen Voraussetzungen und Grundlagen der Vektorkardiographie schließen sich Kapitel über die Theorie und die heute angewandten Methoden der Vektorkardiographie an. Den wesentlichen Abschnitt aber bilden die Erläuterungen der Vektorkardiographie bei Normalen sowie vor allen Dingen bei Kranken mit Links- und Rechtshypertrophie, beim Infarkt, kurzum, bei den verschiedensten Herzerkrankungen. Die Monographie ist sicher von ganz großem Wert durch die klare und grundlegende Einführung sowie die sehr klinisch ausgerichtete Deutung.

Zentralblatt für allgemeine Pathologie

VERLAG VON DR. DIETRICH STEINKOPFF · DARMSTADT

Atlas der Phonokardiographie

Optische und magnetische Niederschrift des Herzschalls

Zugleich 2. Auflage der „Herzschallregistrierung"

Von Prof. Dr. **Arthur Weber,** Bad Nauheim

(Kreislauf-Bücherei, Band 8)

XVI, 236 Seiten mit 188 Abbildungen. 1956. Ganzleinen DM 40,—

Die vorliegende 2. Auflage seiner „Herzschallregistrierung" hat A. W e b e r *einen Atlas genannt —* er gibt aber u n g l e i c h m e h r i n d i e s e m B u c h, das e i n F a z i t g r o ß e r T e i l e d e r L e b e n s a r b e i t d e s A u t o r s *geworden ist.*

Das einzigartige Material macht einen scharf gesiebten Eindruck. Es ist ü b e r s i c h t l i c h a n g e o r d n e t und d i f f e r e n t i a l d i a g n o s t i s c h s e h r g u t z u v e r w e r t e n. *Freilich macht A.* W e b e r *in den Anfangskapiteln das Studium nicht leicht. Hier wird manches vorausgesetzt, was sich dem nicht direkt im Stoff Stehenden erst mit der Zeit erschließen wird. Im ganzen ist aber e i n* k l a s s i s c h e s W e r k d e r K a r d i o l o g i e *entstanden — klassisch im echten Sinne auch deswegen, weil das Buch* e i n e b e d e u t s a m e T r a d i t i o n m i t m o d e r n e r M e t h o d i k u n d s t r e n g e r ä r z t l i c h e r B e o b a c h t u n g i n s e l t e n k l a r e r D i k t i o n v e r e i n t. **Deutsche Medizinische Wochenschrift**

Die Herzfehler

Herausgegeben von der Vereinigung Bad Nauheimer Ärzte

(Nauheimer Fortbildungslehrgänge, Band 22)

IV, 128 Seiten mit 47 Abbildungen. 1957. Karton. DM 13,50

Im vorliegenden neuesten Band der Nauheimer Fortbildungslehrgänge werden die für den praktischen Arzt heute so wichtigen P r o b l e m e d e r a n g e b o r e n e n u n d e r w o r b e n e n H e r z f e h l e r v o n n a m h a f t e n S a c h k e n n e r n d a r g e s t e l l t u n d v o n d e r m o d e r n e n d i a g n o s t i s c h e n u n d t h e r a p e u t i s c h e n M e t h o d i k h e r b e l e u c h t e t. *Funktionell- und pathologisch-anatomische, diagnostische und therapeutische Beiträge behandeln das Thema.* I m M i t t e l p u n k t s t e h t d i e D i a g n o s e *dieser Krankheitsgruppe mittels Ekg, Angiokardiographie, Phonokardiographie, Röntgendiagnostik, Venenpulsregistrierung und anderer graphischer Verfahren.*

VERLAG VON DR. DIETRICH STEINKOPFF · DARMSTADT

Die Osteoarthrosen

Von Dr. med. **A. Gamp**, Bad Kreuznach · Prof. Dr. **K. Lindemann**, Heidelberg
Prof. Dr. **G. Schallock**, Mannheim · Dr. **G. A. Schoger**, Bad Münster a. St. · Prof.
Dr. **F. Strnad**, Frankfurt/M. · Doz. Dr. **W. H. Weisswange**, Bad Homburg v.d.H.

Mit einem Vorwort von Prof. Dr. **R. Schoen**, Göttingen

(Der Rheumatismus, Band 31)

VIII, 178 Seiten mit 39 Abbildungen in 52 Einzeldarstellungen. Karton. DM 20,—

Der vorliegende Band 31 einer Sammlung von Einzeldarstellungen auf dem Gebiet des Rheumatismus hat die Osteoarthrosen zum Thema. Es handelt sich um die Wiedergabe von Vorträgen eines rheumatologischen Fortbildungskurses in Schlangenbad 1955. Sie wurden vervollständigt und mit Bildern versehen, so daß sich ein w e i t r e i c h e n d e r Ü b e r b l i c k über diesen Teilabschnitt des R h e u m a p r o b l e m s ergibt. Innerhalb dieser Volkskrankheit nehmen die Osteoarthrosen einen bevorzugten Platz ein und das um so mehr, je weiter die Lebenserwartung steigt — sind sie doch eine typische Alterskrankheit. Ärztliche Praxis

Behandlung rheumatologischer Erkrankungen durch Anästhesie

4. neubearbeitete Auflage

Von Doz. Dr. med. **Egon Fenz**, Wien

(Der Rheumatismus, Band 20)

XI, 112 Seiten mit 18 Abbildungen. 1955. Karton. DM 12,—

Vier Jahre nach der dritten, völlig neubearbeiteten Auflage des F e n z schen Buches über die Anästhesiebehandlung der rheumatischen Erkrankungen ist die Neuauflage nötig gewesen, die auf den n e u e s t e n S t a n d u n s e r e r K e n n t n i s s e und E r f a h r u n g e n gebracht ist. Mit der für den Verfasser typischen Gründlichkeit und seiner Begeisterung für seine Behandlungsweise wird der Leser durch T h e o r i e u n d P r a x i s d e r A n ä s t h e s i e b e h a n d l u n g geführt und ihm die Möglichkeiten seines Eingreifens geschildert. Neben den L o k a l - und A l l g e m e i n w i r k u n g e n und ihrer Erklärung zeigt der Verfasser in kurzen Zügen, die er mit Strichzeichnungen illustriert, die T e c h n i k s e i n e r M e t h o d e , die in der Medizin seit nunmehr 15 Jahren eingeführt ist und zu guten Ergebnissen geführt hat. Das Buch ist ein u n e n t b e h r l i c h e r R a t g e b e r für jeden, der die Anästhesiebehandlung anwendet. Therapie der Gegenwart

VERLAG VON DR. DIETRICH STEINKOPFF · DARMSTADT

MIX
Papier aus verantwortungsvollen Quellen
Paper from responsible sources
FSC® C105338

If you have any concerns about our products,
you can contact us on
ProductSafety@springernature.com

In case Publisher is established outside the EU,
the EU authorized representative is:
**Springer Nature Customer Service Center GmbH
Europaplatz 3, 69115 Heidelberg, Germany**

Printed by Libri Plureos GmbH
in Hamburg, Germany